共感

看護における共感の測定と開発

THE MEASUREMENT AND
DEVELOPMENT OF EMPATHY
IN NURSING　1st edition

by William J. Reynolds

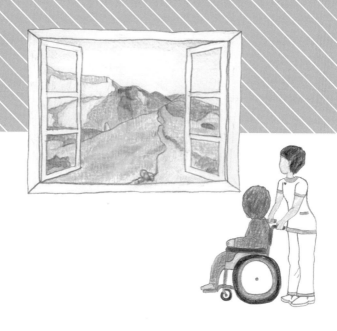

訳　青木好美・片山はるみ・鈴江　毅

序文 (Foreword)

　　すべての援助関係に不可欠な要素である共感は，この重要な出版物の焦点である。著者はかなりの臨床経験，研究経験および教育経験と専門知識を用いて，共感の教育と評価の枠組みを実践者の共感のレベルと性質を設けるための信頼できる妥当な評価手段とともに確立している。この経験に基づくガイダンスの組み合わせが単一のテキストに含まれていることは珍しいことである。

　　共感はすべての援助関係の基本的な側面として認識されており，近年，特に多くの学術論文の対象となっている。しかしながら，それは，今なお，実践家，研究者，教育者にとっても問題となり挑戦に値する。共感をよりよく理解するために，多くの質問が投げかけられた。例えば，共感は先天的な性質か，それとも後天的な性質か，それは対人関係における対話のすべての種類に存在するのか。

　　このテキストは，上記の質問について，根拠に基づいた共感教育プログラムの成果によって示された暫定的な回答を提供できる。これは最低限の感情的反応の何かを教えることが可能であることを示唆している。しかし，いくつかの質問には，学習者の教育経験の質と教育方法がクライエントと学生自身の個人的成長の両方を促進するような影響を与える可能性があると回答できるかもしれない。

　　多くの著者は，共感が尊重，暖かさ，信頼，理解，誠意などのような概念を包含することを明確に述べている。また，共感関係の質は，苦悩の期間中に他の個人を理解することであることも強調されている。

　　治療上の関係は，すべての援助的介入の基礎を形成し，まさに看護師によってもたらされる。このテキストでは，このような関係の中に社会的，感情的，行動的要素がすべて組み込まれていることに注目している。また，関係のプロセスとクライエントと実践者との間で何が起こるかに重点が置かれている。重要なこととして，治療的な介入の過程において，実践者はクライエントの苦痛の本質を理解し，技能，信頼，および感受性を用いて状況を管理できなければならないと示している。実践者は，その人の視点に立つためにクライエントと一緒に治療過程を歩むことができ，その人であると感じることの感覚を得ることができ，思考や行為によってそのような感情をその人に伝えるこ

とができなければならない。

　このプロセスの多くは，曖昧で抽象的なことに基づいている。多くの医療従事者がこの点を問題にしてきたが，特に形のない看護は測定できない。これまでの測定の欠如は，対人レベルで行う看護の多くが，具体的に示すという意味において信頼されるに至っていないことを意味している。このテキストで説明されている評価ツールは，コアプロセスの要素を明らかにし，文章としてまとめることに貢献することによって，無形を有形にすることを可能にしている。そして，これは，現在の経済的かつエビデンスに基づいた文化上の重要な特徴であるヘルスケアにおける看護の貢献をより正確に特定し，定量化し，評価することを可能にすることに役立つだろう。

　本文中で強調されているのは，経験から学ぶことの重要性である。シミュレーションとロールプレイングから学ぶことは価値があるが，臨床環境でクライエントと共に活動することが最も重要である。著者は，実践者，研究者，教員としての豊富な経験を描いており，3つのグループすべてが相手の立場に立つことができることになれば，本テキストの確固たる信頼性をもたらす。この信頼性は，報告されたエビデンスが学習者，教員，実践者および研究者と協力して累積されているため，さらに確実となっている。

　本テキストは，現代の既存の基礎知識に極めて貴重な貢献をしている。主に看護専門職のために作成されているが，ケアリング・サイエンス全体にわたってより広い適用がある。

Professor Mary Chambers, D. Phil, RN
University of Ulster

謝辞
Janet Grant 教授の継続的な助力と支援に感謝します。また，妻の Margaret，娘の Iona，そして猫の Tizer からの愛情のこもった支援に感謝します。

iv

はじめに (Preface)

　共感は，援助関係のために重要であることが知られている。問題点としては，看護師を含む専門の対人援助職者が，通常，それを示せていないことが記されている。この主な理由は，共感が患者の言葉では測定されておらず，そのように教えられているということである。共感のレベルが低いことは，患者に悪影響を及ぼす可能性がある。この本は，信頼できる有効な患者中心の共感尺度が開発された研究を報告している。この尺度は，臨床看護に関連する共感の操作定義的に基づいている。この尺度を使用して，看護師が共感を示す方法を学ぶのに役立つ教育課程が開発され，実行されている。共感教育課程で看護師が得たものは，他の援助職者にも同様に役立つかもしれない。

　本研究の主な目的は，①共感尺度の開発と評価，②看護師の共感能力に影響する可能性がある変数の調査，③共感教育課程の評価であった。本研究の結果は，将来の看護教育の設計と保健サービスの目標に影響を及ぼすことを示唆している。調査結果と保健サービスの目標との関連性は，臨床家が臨床ニーズの優先順位付けおよび治療目標の設定において保健サービスの利用者と協力する必要があるという患者憲章の提案によって示されている。

Bill Reynolds, PhD., MPhil., RN.
Reader in Nursing
University of Stirling
Highland Campus
Inverness

訳 者

青木　好美　　　浜松医科大学 医学部看護学科 助教
片山　はるみ　　浜松医科大学 医学部看護学科 教授
鈴江　毅　　　　静岡大学 教育学部 教授

目次

操作的定義/臨床例

1 援助において重要な共感

Empathy is crucial to helping

　この章で検討した文献は，共感があらゆるかたちの援助関係にとって極めて重要であるという一般的な考えを裏付けている。また，共感は性格的側面なのか，経験された感情なのか，または観察可能なスキルなのか，混乱はあるものの，クライエントの世界を理解したことを伝える能力を含むことが示されている。最後に，この研究で使用されている共感の定義を紹介する。この定義は，クライエントの苦痛を理解し，クライエントに対して支持的な対人コミュニケーションを提供する必要性を含む臨床看護の目標に関連している。

1.1　共感が援助に不可欠である理由

　この節では，次のことを示す。
a) 共感はすべての有益な対人関係にとって極めて重要である
b) 援助関係の目的は，この節で言及される援助関係の定義によって強調される
c) 目的は以下の2つを含んでいる。①安全な対人関係の雰囲気づくり，②クライエントが自分の健康への脅威に対して，より効果的に対処することができること
d) いくつかの研究は，共感は専門家がクライエントの視点を認識し，援助を求める人々に好ましい結果をもたらすような方法で対応することを可能にすることを示している

　幅広い議論は，援助者の共感が対人関係の構築を円滑にするための重要なファシリテーターであるという考え方を支持する文献の中で見出すことができる。Truax（1970）は臨床心理学，看護学および医学における援助関係に言及しながら，共感なしには援助するための基盤はできないことを強調した。この考え方は他の多くの著者も繰り返し言及してきた。例えば，Kalish（1971）は次のように述べている。

　　　対人関係に関する膨大な量の蓄積された研究と理論的見解は，共感が援助関係の最も重要な構成要素であるという考えを支持している。

　そして，Carver と Hughes（1990）は次のように述べている（集中治療室の文脈

の中で）。

　　ケアリングは，専門職者にとって患者を安楽にするという非常に重要な役割である。機械的（ハイテクノロジー）で無菌的な環境では，専門職者がケアリングを果たすことは困難である。技術的能力は必要であるが，患者が医療専門職者のケアを感じる前に，共感，暖かさ，尊敬などの対人関係の技能と技術的能力とが組み合わせなければならない。

1.1.1　援助関係の目的

　仮定された共感と援助との関係を支持している研究のエビデンスに含まれた意味を考察するために，援助関係の意図された結果を検討することは有益である。援助プロセスが言及されたかどうかにかかわらず，カウンセリング（Anthony, 1971），精神療法（Truax と Mitchell, 1971），人間関係（Gazda ら, 1984），治療的関係（Kalkman, 1967），対人関係（Peplau, 1988），教えること（Chambers, 1990），またはケアリング（Watson, 1985）において，すべての著者が同じ目的を言及している。これらは以下の 3 つを含んでいる。

ⅰ）他者のニーズや認識を理解するために，支持的な対人コミュニケーションを始める。
ⅱ）他者に学ぶ力，または彼らの環境でより効果的な対処をする力をエンパワーする。
ⅲ）他者の問題を軽減または解決する。

　Kalkman（1967）は，関係療法と同様に援助関係について言及し，すべての援助分野に共通するような目的を含む看護職−クライエント関係の操作的定義を示した。彼女は，以下のように示している。

　　関係療法とは，看護職・セラピストと患者との長期の関係であり，その間，患者は価値のある人として受け入れられていると感じることができ，恐怖や拒絶，または非難されることなく，自分自身を表現することができると感じることができ，そして患者は自分が納得できる生産的な行動のパターンを学ぶことができるようになることである（Kalkman, 1967）。

　Kalkman（1967）の援助関係の定義は，多くの他の理論家によって提供されたものと一致している（例えば，Peplau, 1952; Rogers, 1957; Ashworth, 1980; Wilson と Kneisl, 1983; La Monica, 1987）。この定義は，対人関係のプロセスにおける共感の

効果に関する研究を論評するために有用な基準を規定している。文献の検討は，Kalkman によって仮定された決定的な結果のうち，共感が重要な変数であるという考えを受け入れるための重要な根拠があることを示唆する。入手可能な研究エビデンスは必ずしも決定的なものではないが，多くの対人関係に関する文献の著者がそれを説得力のあるものとしている。

1.1.2 協力的な対人関係の雰囲気の重要性

Kalkman（1967）は次のように述べている。

> 関係療法とは，看護職・セラピストと患者との間の長期の関係であり，その間，患者は価値のある人として受け入れられていると感じることができ，拒否や攻撃を恐れずに気軽に自分自身を表現できる（Kalkman, 1967）。

この考え方に関連していくつかの研究は，共感が防衛性にとらわれず，対人関係の雰囲気づくりを助け，個人がニーズの認識について話すことを可能にすることを示唆した。これらの研究から確固とした結論を引き出すことが困難なことは，研究者によって共感の測定方法がそれぞれ別々であるということに一部関連している。ほとんどの研究は共感を認知行動的な方法で定義しているが，異なる尺度を使用するということは，複数の研究でそれぞれ測定されている構成が必ずしも同じではないことを意味する。入手可能な研究を検討すると，この点が強調されている。

Mitchell と Berenson（1970）による研究では，Truax Accurate Empathy Scale によって実用化されているように，共感を認知行動的な方法で考えた。反社会的または不適応な行動について，研究者たちは最初のカウンセリングの間に高い共感を示すセラピストと明らかに低い共感を示すセラピストには，違いあることを見出した。高い共感を示すセラピストは，クライエントに対してセラピストに関する重要な情報を提供し，「今ここで」のセラピストとクライエントとの関係に焦点を当て，クライエントの資質を重視するアプローチを用いていた。その一方で，低い共感を示すセラピストは，クライエントの資質よりも病気を重視するように思われた。

Reynolds（1986）による研究では，Empathy Construct Rating Scale（La Monica, 1981）の反復測定の中で看護学生の共感についてクライエントが評価する回数が増えるにつれて，一連のカウンセリング面接における興味深い話の中で，学生の行動に関してクライエントが学生とよりオープンになれたと感じたことが示唆された。典型的な例としては，「看護学生が私を理解することは難しいが，看護学生は一生懸命に努力している」（第二回目カウンセリング面接），「私は看護学生と自由に話

すことができ，障壁はない」（第五回目カウンセリング面接）などが挙げられた。

　クライエントたちには自分のことをうわさされるかもしれないという恐れがある中で，看護学生から感受性豊かに理解されることを経験し，そしてより防衛がなくなったとコメントしていた。社会的望ましさの要因から生じるかもしれない限界があるにもかかわらず，このデータはクライエントを理解しようとする看護職の試みの結果として信頼が発展していたという考察を支持した。

　Howard（1975）は，ヒューマンケアに必要な状態を調査するために，いくつかの臨床現場でクライエントにインタビューを実施した。インタビューの分析，看護職とクライエントとの相互関係および個別的ケアについての文献は，ヒューマンケアに必要な変数として認知行動的共感を証明することを支持した。Howard は，共感がクライエントを唯一無二の人間として対応する専門家の助けになると報告した。なぜなら，共感によって専門家たちはクライエントの視点から世界を捉え，ニーズをより良く理解して対応することが可能になるからである。

　Lyon-Halaris（1979）は，低い共感を示す看護職が傾聴を示す際の非言語的行動について報告した。例えば，アイコンタクトの回避，眉を下げる，額にしわを寄せる，脚を組むなどである。高い共感を示す看護職は，低い共感を示す看護職よりもかたちばかりの笑いが少ないことも報告された。インタビューの後，クライエントは認知行動的共感を測定する Barrett-Lennard Relationship Inventory（Barrett-Lennard, 1962）に回答し，看護職から感じた共感の程度を評価した。共感の分散分析により，看護職 5 名のうち，高い共感を示す看護職は 3 人，2 人はそうでないことが明らかになった（$p<0.05$）。その後，研究者は，高い共感を示す看護職と低い共感を示す看護職の非言語的行動の頻度と期間を比較した。非言語的行動の条件において高い共感を示す看護職と低い共感を示す看護職の間に違いがあったとは言え，平均値の差に有意差が見られたのは，かたちばかりの笑い（$p<0.02$）と脚の動き（$p<0.01$）だけであった。

　この研究の限界はサンプルが小さい（n＝5）ことであるが，興味深い。その理由は，低い共感を示す看護職の非言語的行動について，尊敬，関心，支持の欠如がクライエントに伝わる傾向があったことを示したからである。関心と支持は，Rogers（1957）の暖かさの概念と同様であると思われる。援助者からのかかわりの欠如は援助関係における信頼の発展を妨げる可能性がある。クライエントが個人情報を預けるほどに他人を信頼するには，その情報が与えられた目的のためだけに使用されると信じることが必要である（Ritter, 1994）。信頼の欠如は，クライエントが開放的になり情報が共有される可能性を低くするため，共感の障壁として機能する可能性がある。

4

　医療専門家が受け取った公的な情報を，感情を交えて伝えるという難しい仕事を抱えているという事実を考えると，防衛性を除いた最初の対人関係の「雰囲気」を創り出すことは非常に価値があると思われる。恐怖，怒りおよび誤解によって，一部の専門家を社会的に望ましくない問題を抱えるクライエントに対して差別的な方法で対応してしまう。これらの問題には，家庭内暴力，児童虐待，妻虐待，および高齢者の虐待の問題が含まれる。Petit（1981）と Valenti（1986）によって推奨されたグループの自助的アプローチでは，グループメンバー間の共有と開放性を促進するために共感スキルを必要とすることが実証されている。

1.1.3　共感と治療成果

　Kalkman（1967）による援助関係の記述は，援助関係が最終目標としてクライエントを成長させる意図的な活動であることも示唆している。
彼女はこう述べている。

　　　関係療法は…クライエントがより良好で，有効な行動パターンを学ぶことができる。

　いくつかの研究は，共感と好ましい健康上の成果との間に仮定された関係を支持している。

　Feital（1968）は，多くの研究が共感，援助関係，および健康の改善やより効果的な学習などの成果を評価する尺度との間に相関関係が確認されたことを指摘した。Truax と Mitchell（1971）は，カウンセリングや精神療法の状況の中でクライエントへの共感が効果的な成果の主な決定要因であるという考えを支持する多くの研究を引用している。
　Rogers（1975）は，他者が「傷ついている」ときに重要になる共感的プロセスの役割の中で自分の信念を何度も繰り返し述べた。彼は自分の信念を裏付ける 22 の研究結果のサンプルを要約した。
　Rogers（1975）の論文以来，研究のエビデンスは蓄積され，共感が援助関係において主要な構成要素であるという考え方が支持されてきた（例えば，Gladstein, 1977; Coffman, 1981; Altman, 1983; McKay ら，1990）。しかしながら，探究の本質は事実が自明的なこととして扱われないということであり（Schwab, 1962），矛盾する結果を示すいくつかの研究は議論がまだ終わっていないことを示唆している（例えば Hart, 1960; Sloane ら，1975; Rocher, 1977; Newall, 1980）。
　過去 40 年間に実施された研究の大部分は，共感と他者を援助する能力との間に

仮定された関係をできるだけ支持してきたと言える。ほとんどの場合，共感は認知行動的方法として考えられており，クライエントまたは客観的な評価に頼っている。

これまでに報告された結果は他の多くの研究と一致している。例えば，Siegal（1972）は，プレイセラピーの時間に，セラピストの共感性，暖かさ，そして誠実さのレベルに関連して，言語障害および行動障害の両方を持つ子どもたちの問題行動が改善したことを見出した。さらに，Kendall と Wilcox（1980）は，多動でコントロールが効かない子どもたちの治療中，共感とセラピストの有効性との間に有意な関係を見出した。

共感が援助者のイデオロギー的指向よりも，有効な援助関係にとって重要な要因になるかもしれないというエビデンスは，Miller ら（1980）による研究によって示された。この研究は，共感が高いと評価された行動療法セラピストが，共感が低いと評価されたセラピストよりも適応行動の強化因子となることを見出した。

後年，Rogers は来談者中心療法の理論を，エンカウンター・グループやプレイセラピーなどのような他の状況にも拡張した。彼はまた自分の理論を教育に応用することに興味を持ち，それを対人関係全般にまで広げた（例えば Rogers, 1960 と1977）。その結果，共感の研究は生徒と教師の関係にまで及んだ。例えば，Aspey（1965）による研究では，教師の共感が最も高かった3つのクラスでは，教師の共感が低いクラスよりも生徒の読解力が有意に高い増加を示した。これらの調査結果は，10年以上にわたって継続された Aspey と Roebuck（1975）の研究と一致していた。彼らが蓄積したエビデンスは，教師によって創り出された学習環境の雰囲気が学習を促進または阻害する主な要因であることを示唆していた（Hughes とHuckill, 1982）。

援助プロセスにおける共感の役割は，特定の成果基準に関するさらなる調査を必要とする。研究間で矛盾する結果があり，必要とされる援助者の共感の具体的で実証的な効果については課題として残されている。共感は効果的な対人関係のプロセスに不可欠であり，関係の始まりに必要であるという広く受け入れられている考え方から，共感は看護教員にとって興味深いものである（例えば，Mitchell と Berenson, 1970; Gazda ら，1975; La Monica ら，1987; McKay ら，1990; Graham, 1993）。臨床看護における共感のニーズを支持するさらなる研究エビデンスが第2章で論評されている。

1.2　共感の意味と構成要素

この節では，次のことを示す。

a) 性格的側面，経験された感情，または観察可能なスキルとして共感をめぐる議

論

b) 共感するためには，クライエント自身が理解されているかどうかを知るために，援助者のコミュニケーションに対するクライエントの実際の認識が必要であること

c) 的確な共感とは，援助者の態度とクライエントの世界を理解するというコミュニケーションを含む相互作用のひとつの形であること

　共感が何を意味するかについての文献の意見が一致していないことから，共通の共感の定義を見出す必要性が高まっている。

　共感は，①行動，②性格的側面，③経験された感情として，さまざまに概念化されてきた（McKay, 1990）。過去 10 年間で何人かの著者は，共感的なプロセスの複雑さの結果として，共感の意味と構成要素について混乱があることを示した（例えば，Davies, 1983; Williams, 1990; Morse ら, 1992; Bennett, 1995）。これらの著者は，狭義では単一構造として考えられる共感が，多次元的で多相性がある構成概念であることを提示している。

　広範な文献検討の後に，Morse ら（1992）は共感の 4 つの構成要素（道徳的，情緒的，認知的，そして行動的）を明らかにした（**図 1** 参照）。

図 1　Morse の共感の構成要素

構成要素	定義
情緒的	主観的に経験し，他者の心理状態または内的感情を共有する能力
道徳的	共感の実践を動機付ける利他的な内なる力
認知的	客観的な立場から他者の感情と他者の視点を確認して理解するための援助者の知的能力
行動的	他者の視点の理解を伝えるためのコミュニケーション上の反応

　同様に，Williams（1990）は，最も広く認識されている共感の構成要素は，情緒的共感，認知的共感，コミュニケーション的共感，および関係的共感であることを私たちに示している。関係的共感の追加の構成要素は，経験的共感またはクライエントが認知した共感である。William の結論は，道徳的共感を含んでいなかったが，Patterson（1974）の初期の共感の定義と概ね類似していた。

　Patterson（1974）は共感を 4 つの概念または段階を含むものとして説明した。第一に，援助者は他者のコミュニケーションを受け入れなければならないという，情緒的または道徳的構成要素，第二に，援助者は自分自身を相手の立場に置くこと

によってコミュニケーションを理解しなければならないという，認知的構成要素，第三に，援助者はクライエントにクライエントを理解していることを伝えなければならないという，行動的またはコミュニケーション的構成要素である。

最後に，Patterson は，クライエントの世界に対する援助者の認識を確認してクライエントの可能性を考慮に入れるという，共感の関係的構成要素を示した。

関係的共感の追加の構成要素は，クライエントが援助者の認識を承認し，自分が理解されているということを経験されたときに，援助者の認知能力と行動・コミュニケーション能力に依存した結果である。援助者のコミュニケーションを実際に承認しているからこそ，クライエントが「それは私の考え方です」，「それは私がやりたいことです」と言うことができる。この仮定は，Barrett-Lennard（1981）による共感の多次元モデルと一致している。彼は，そのモデルを共感サイクルとし，次のように記述した。

第1段階：何らかの方法で自分を表現している他者への共感的傾聴，推測，理解の内的プロセス

第2段階：他者の経験に共感的な理解を伝える試み

第3段階：援助者のコミュニケーションに対するクライエントの実際の受けとりや認識

プロセスが継続すると，サイクルモードに従って，再び第1段階となり，第2，第3となる。これらの段階が発生する全ての対話順序は，共感的に参加する他者の存在下で，ひとりの人が自己表現することから始まる。これは，次に個人的な表現と共感している相手へのフィードバックにつながる。

とりわけ Morse ら（1992）による綿密な文献検討から確認された共感の異なる構成要素はすべて共感に関係するかもしれないが，それらすべてが相互に関連している程度の違いが理論家の意見の不一致の原因であると思われる。特に，すべての要素が必要であるか，または治療上の問題解決の関係を築く行動に関係する程度に関して，そう思われる。

道徳的，情動的，認知的資質を強調する人間の資質としての共感についての文献は多いが，別の見解が文献に見出されることがある。何人かの理論家は，その認知行動的要素を強調する方法で共感を概念化している。

Truax（1961）は述べた。

　　　的確な共感は，セラピストがクライエントの「私的世界」をまるで自分のものであるかのように感じる能力以上のものを含んでいる。また，それは，クライエ

8

ントは何を言おうとするか，セラピストが識別する能力だけではない。的確な共感には，現在の感情の敏感さと，この理解をクライエントの感情に合わせた言語で伝えるための言葉の手法が含まれる。

Truax の定義は，共感とは認識する方法であり，コミュニケーションの方法でもあることを強調している。そして，気質や人間の質から，対話のかたちへと重点を移した。この共感の定義は，Morse ら（1992）によって示唆された共感の認知的および行動的構成要素とも一致していると思われる。

同様に，共感を態度と考える傾向があった Rogers（1975）は，構成概念としてコミュニケーションの側面を強調した。彼は，すべての効果的な関係における促進条件が，援助者の態度，認知および行動に関連することを示唆した。Rogers は，援助者が責任（暖かさ）と非防衛性（誠実さ）を伝え，クライエントの現在の感情を理解していると伝えることに成功すると（共感），クライエントが変化することを学習することができると論じている。後に，Rogers（1990）は，援助者の態度と認知能力はコミュニケーションを通してクライエントに伝えられるという見解を繰り返した。態度と理解がクライエントに示されるならば，共感は熟練した行動であることを示唆している。

Truax の共感の定義に続いて，共感は，特定の人が持っている直観的な性質ではなく，対人関係またはコミュニケーション能力の特別な構えを含む対人関係の概念であるとする理論家が増加した（例えば，Zoske ら，1983）。共感はますます認知行動的な方法とみなされ，技術と能力として説明されるようになった（Morse, 1994; Jaffrey, 1995）。例えば，Aspey（1975）は共感を次のように考えている。

　　　…他者の感情についてのあなたの理解とその人の感情の理由を伝える能力。

同様に，Valle（1981）は次のように述べている。

　　　共感は，患者を理解していると伝える方法で，患者が経験している感情および感情の理由に反応する能力である。

1.3　この研究で使われた共感の定義

この節では，次のことを示す。
a) 看護職が臨床業務中にすべきであると文献で述べられていることを反映する共感の定義が必要であること

b) この研究で使用されている共感の定義は，クライエントによって確認されるように，クライエントの経験の理解を伝えることを含んでいること

この研究の焦点は共感を提供する看護職の能力に関係しているので，看護職のコミュニケーションスキルを反映する共感の定義が必要であった。ここで検証され，この論題の後半で報告されている研究で使用されている共感の定義は，La Monica（1981）の定義である。

> 共感は，焦点をクライエントの世界の中心に合わせて感じることを意味する。それは，援助者によるクライエントの世界の正確な認識，クライエントに対する理解の伝達，および援助者の理解に対するクライエントの認識を含んでいる。

この定義は知覚的および対人関係的共感を含み，認知行動的な定義である。そして，共感的態度とコミュニケーション能力の2つのレベルを兼ね備えている。この文脈では，共感は他者との「付き合い方」である（Rogers, 1975）だけではなく，この認識がクライエントによって確認されることができるように彼らの世界に対する専門職の理解をクライエントに伝えることが示されている。

看護職はクライエントとの関係を構築するために行うべきことを見出したという文献の結論によって，この定義にさらなる関心が集まる（Storch, 1982; Hamilton, 1982; MacKay ら, 1990）。これには，彼らの苦痛を理解し，それがクライエントの立場ではどのようなことであるかを察知するために，情緒的なサポートを必要としている人々との支持的な対人コミュニケーションを開始することが含まれる。看護への関連は，何人かの著者が，特に実践的で情緒的なサポートの必要性に関して，看護職がクライエントの問題解決のためにより積極的な役割を担うべきであることを示唆している（例えば Gordon ら, 1980; Tschudin, 1982; Kickbush と Hatch, 1983）。その定義は，看護実践における共感の構成を理解するための出発点であると結論付けられた。臨床看護における共感の La Monica の定義については，第2章でさらに議論される。

1.4　共感の必要性のまとめ

この節で検討した文献から導き出された結論は次のとおりである。
a) 共感は非防衛的関係にとって極めて重要である
b) 共感は，クライエントなどの対象者が援助関係に満足し，有効な成果を促進する

　文献から導き出された結論はまた，共感が援助者の態度や行動に依存する対人関係のスキルでもあることを示唆している。共感は，援助者の態度の伝え方と，クライエントの世界に対する援助者の理解の伝え方を含む，対話の1つのかたちである。それは，クライエントが，自分が理解されているかどうかを知るための，援助者のコミュニケーションに対する認識を含んでいる。共感には多くの構成要素が含まれているが，観察可能なスキルである。しかし，共感が何を意味するのかについての共通の理解が必要である。

　次第に増えていく研究のエビデンスは共感が援助関係の重要な構成要素であるという説を支持することから，臨床看護に関連する概念の操作的定義を見出す必要がある。この章で提供される共感の定義は，看護職がクライエントとの関係の中で何をすべきかに関連しているように思われる。それには，クライエントがクライエントの立場に対する看護職の認識に気付くために，クライエントの世界を正確に認識することと，その理解をクライエントに伝える能力が含まれている。臨床看護と共感との関連性，および看護職がクライエントに共感を提供する範囲については，第2章で検討される。

2 問題：看護職を含む援助専門職者は，日常的にあまり共感を示さない

The problem: Professional helpers, including nurses, do not normally display much empathy

この章では，研究の動機となったいくつかの所見について述べる。第一に，共感はすべての援助関係にとって極めて重要であるが，援助専門職者は一般的にあまり共感を示さない。第二に，看護職は援助関係を築こうとするが，日常的にはクライエントにあまり共感を示さない。臨床看護における共感の関連性とクライエントに対して低共感看護の潜在的な結果を考察した。

2.1 一般的な問題：援助専門職者は日常的にあまり共感を示さない

この節では，次のことを示す。
a) 援助職の間で共感レベルが低いことが報告されている
b) 多くの援助専門職者が本来求める役割を果たしていないことを示している

残念なことに，共感を提供する能力が，援助職の専門家たちに欠けていることが文献に示されている。Carkhuff と Berenson（1967）は，私たちの社会で「より知的である」と示される，例えば，教師，政治家，看護職，医師，心理学者が，援助を受けた人たちに無力感を与えることがよくあることを強調している。職業上の関係において提供される低いレベルの共感は，数多くの研究で報告されており，広くコメントされている。

Keatochvii ら（1967）は，共感能力を5点で評価する尺度を使用し，3点が他者を理解するための最小の能力であることを示した。研究者たちは，心理学や教育学を学ぶ最高学年の学生たち（将来の専門家たち）がレベル2以下で行動していたと報告した。このレベルの者たちは，他者の気持ちや経験にほとんど気付いていない。経験豊富で指導する立場にあるカウンセラーと心理療法士の共感能力を調査した Carkhuff ら（1967），Martin と Carkhuff（1968）によって同じ結果が報告された。

このような発見以来，多くの援助専門職者たちがクライエントを理解するために

必要な共感を示すレベルではないことを報告した。例えば，Christiansen（1977）は，作業療法の学生たちの共感が低いレベルであることを報告した。Disikerら（1981）は，医学生の共感の得点が時間経過とともに低下することを確認した。HillsとKnowles（1983）は，実際に看護職が話題を変えることによってクライエントが気持ちを表出することを妨げたと報告した。そして，Sloane（1993）は対象となった医師の多くが防衛的になり，クライエントから距離を置いていたと報告した。その他に，Squier（1990）は，医師の対人関係スキルの研究において，臨床面接で医師がクライエントの言葉を傾聴し，感情をくみ取るのではなく，支配力を振るい，事実に関する情報だけを求める傾向があったとを報告した。また，Later WheelerとBarrett（1994）は，一般的に看護教員の共感性が低いことを報告した。

援助専門職者の共感のレベルが低いことを言及すると同時に，Kalish（1971）は次のような見解を表明した。

　　　　人々の日常生活環境において人間の心の栄養が著しく不足することは驚くべきことである。

この問題は，医療との関係においてSquier（1990）によって示唆されており，科学技術の進歩するに伴って実践者−クライエントの関係が優先されていないことに関心が向けられた。彼は，実践者が，苦しんだり，危機的状況を経験している人々のための最終的な治療効果に責任があるなかで，どのようなプロセスが影響するかを知らないかもしれないことを示した。Williams（1992）は，病院システムが従業員の人間性の平坦化を促しているという見解によって，Squierの考えを支持している。Williamsは，専門的な関係においてスタッフが攻撃されやすい，惨めで悲しい，八つ当たりされたと感じる場合，職員も危機を感じている可能性があると指摘した。なぜなら，職員は自分たちにとって馴染みのない人生の局面を体験しているかもしれないからである。この状況では，先輩からの共感的支援が必要になるだろう。けれども，Williams（1992）は，病院職員が心配，懸念，悩みを公然と訴えることができる関係をどの程度経験しているか疑問視している。

専門的な人間関係で報告されている低いレベルの共感についての懸念は，援助を受ける人たちが理解されていると認識できないということである。援助者は，他者が何を望んでいるのか，何を経験しているのかという共感的な認識を提供する能力を持っていない限り，他者のニーズを満たすために支援する方法を理解することは困難である。

例えば，教えることに関して，学習を促進するために必要な経験をするため，教

師はこれまでに学習者が何を学んだか，そして学習者が学習についてどのように感じているかを理解することが必要と思われる（Rogers, 1969; Bandura, 1977）。そのため，指導カウンセラーや看護教員になるための教育を受けている学生のなかで観察された低いレベルの共感は，懸念されるべきである。

　医療に関して，Squier（1990）は，長期にわたる慢性疾患やストレス関連疾患の分野でクライエントと実践者との間の共感的関係は，悲観，苦悩，苦痛がある生活，活発で，充実して，豊かな生活との違いを意味するかもしれないと述べている。そのため，心理職，看護職，作業療法士，医師にみられる低いレベルの共感は懸念されるべきである。この研究は専門的な共感とその結果との間に正の相関関係を示しているので，すべての職業にわたって報告された共感のレベルの低さは，多くの援助専門職者が役立たないことを示している。

2.1.1　一般的な問題のまとめ

　この節では，多くの援助専門職者が援助の受け手を理解するのに必要なレベルで共感を提供することができないことを示した。援助専門職は人々を助けるために存在するため，専門家がケアリングの態度と他者の状況に共感的な気づきをやりとりすることが不可欠である。この節で検討した文献は，専門家たちの援助を受けた多くの人たちが自分の状況が理解されていると感じていないということを実証している。

2.2　特定の問題：看護職は日常的にあまり共感を示さない

　この節では，次のことを示す。
a）共感は臨床看護の目標とクライエントにとって好ましい結果を達成するために重要であるが，看護職の共感レベルが低いことがわかっている
b）看護における共感レベルの低さについての懸念は，クライエントに悪影響を及ぼす可能性があるということ

2.2.1　臨床看護における共感の関連性

　Carver と Hughes（1990）は，看護における共感の場についての広範な理論的根拠を提供した。彼らは，科学技術の向上，慢性期・終末期ケアの管理におけるさまざまな健康/疾病のパターン，ならびに消費者主義の高まりから生じる，変化する健康需要への看護職の関与には，共感が極めて重要であると提唱した。いくつかの医療の環境における科学技術の急進は，看護職のヒューマンケアを必要とする。慢性疾患では，クライエントが生活状況を修正および管理，そして主な感情を調整することを支援することが看護職に求められている。看護には医療チームの重要な他

者，クライエント，家族，同僚との一連の関係が含まれるため，共感が効果的な看護実践，最終的な看護の目標を達成するための必須の前提条件であると考えられる。看護の目標は，この職業の臨床上のそして教育上の理想像に関連している。看護の目標を検討することは，看護における臨床的に卓越した共感を提供するための基盤となる。

看護職とクライエントとの関係は，提供されるすべてのケアの「礎石」であると看護学の文献のなかで長い間論じられてきた（例えば，Kalkman, 1967; Ashworth, 1980; Faulkner, 1985; Chambers, 1990）。すべての著者は，それがクライエントの肯定的な健康成果に影響を与える可能性があると示唆している。

例えば，Ashworth（1980）は，看護職とクライエントのコミュニケーションの4つの主な目的は以下であると提唱している。

a）クライエントが看護職を親しみやすく，有能で，信頼でき，親切であり，またクライエントの個性や価値を高く評価していると感じる関係を築くこと
b）クライエントの立場からみたニーズを確立すること
c）クライエントが期待をかたちにするために必要な情報を提供すること
d）クライエントが個人的資源を使用すること，そして利用できる資源を使用し続けることを支援すること

看護職-クライエント関係の目的が達成されない場合，問題が生じる可能性がある。看護職がクライエントを援助し，個性を理解していなければ，クライエントは看護職を信頼できない。看護職がクライエントの立場から捉えたニーズを確立できない場合，健康上の問題に対するクライエントの反応を客観的に理解することや，クライエントのニーズに対処することは不可能である。必要な情報を提供しないことで，クライエントは看護職を何でもできるエキスパートだが，クライエントに対する責任が不足していると見なすかもしれない。最後に，看護職がクライエントの個人的資源を使用することを支援しない場合，クライエントは最適な健康状態になれない可能性がある。ここで表明された懸念はこの節の残りの部分でさらに議論される。

看護職・クライエント関係の重要な目的は，クライエントが看護職に何を必要としているかを理解し，クライエントが人生の負担を受け止めることを援助することである（CarverとHughes, 1990）。ニーズをアセスメントするために，看護職はクライエントが言っていることをきき，推測した意味をクライエントに伝えて検証する必要がある。Orlando（1972）は，この能力がクライエントのニーズの認識を同定し，問題解決に関連した介入の相互的な計画立案につながることを提唱した。

2.2.1.1　看護アセスメントのための対人関係雰囲気の確立

　クライエントの立場からみたニーズを確立することは，看護職との関係のなかで安全だと感じるクライエントの能力に部分的に依存している。クライエントが良好な相互関係のなかで看護職を信頼することができない限り，看護職がクライエント中心の視点からニーズと問題を的確に評価することはできないだろう。

　Truax と Carkhuff（1967）は，信頼が援助者によって提供される促進条件の原点となることを提唱した。この条件は，援助への責任，開放性，一貫性と関連する暖かさと誠実さとして識別された。Carkhuff と Truax は，これらの条件はすべての信頼関係にとって非常に重要であり，共感の本質と連動していると述べた。例えば，クライエントが事前に，または同時に暖かさまたは誠実さの感覚を経験しない限り，信頼が生じる可能性は低い。

　Kreigh と Perko（1979）は，信頼を自己と他者に対する信用であると操作的に定義した。さらに，それが安全性を感じた結果であることを示唆している。これは，クライエントの毎日の生活上の問題や，より複雑で隠された，表出されていない健康の脅威に対する心配から生じる不安を軽減するために重要になる可能性がある（Baillie, 1995）。

　看護職が寛容さと積極的関与を示すことによってクライエントの不安を軽減できない限り，経験の認識を共有することはできないだろう。

　Collins（1983）は信頼と共感に関して，さらなる問題を強調している。彼は，対人関係が相互に信頼する段階に達していなくても，クライエントの準備状況を尊重すれば，長期により多くのものを得ることができると示唆している。クライエントに話し合いの準備ができていない際に無理に表出させることは，害になる場合がある。それは健康問題，または不適応な生活パターンの結果としての不安を強めるだろう。このようなことが起れば，不安は深刻さを増し，問題解決能力を損なう可能性があるため，問題となる（Peplau, 1990; Barry, 1996）。

　クライエントの健康状態や対処方法について質問するタイミングは，戦略的な治療上の決定である。Collins（1983）によれば，介入のタイミングはクライエントの準備状況の共感的な気付き方に依存している。その気付き方は，新たな看護職–クライエント関係の初期段階で達成されなければならない。Collins によると，達成されなければ，最終的にクライエントが重要な出来事について話す可能性は低くなる。Peplau（1990）は，何も話されないことや態度に表すだけでは，相手に理解される可能性が低いことを指摘している。

　結論として，信頼は，クライエントが自分のニーズについての認識を話すことが

できる対人関係の雰囲気を提供する。それは看護職にとって，看護の実践において
重要であるニーズをアセスメントするきっかけとなる（Roy, 1980）。とはいえ，ク
ライエントが自分のニーズについて話せることは，脅威とならない看護職-クライ
エント関係の上に成り立っている。

2.2.1.2 健康問題に対するクライエントの反応を客観的に理解する

　クライエントがニーズについて話すことができるようにする対人関係の雰囲気の
開発は重要であるが，十分ではない。そして，臨床看護の目標に関連して問題にな
ることは，看護職が健康問題に対するクライエントの反応の原因と目的との客観的
な理解度である。看護アセスメントには問題に名称やラベルを付ける以上のものが
含まれていると述べている著者もいる（Roy, 1980; Auger と Dee, 1982; Peplau,
1990）。

　それは，人が自分の健康を維持しようとする方法を理解することが含まれてい
る。また，クライエントの目標を共感的に理解することも含まれている。目標は，
クライエントが実際に特別な対処反応を取り入れ，自分の健康に対する脅威に気付
いたとき，望むことであると定義されている。
　共感が欠けているならば，それは実際に問題となる。なぜなら，クライエントが
生活上のストレッサーに効果的な対処方法の学習を援助する看護職の能力が発揮さ
れないからである。このことは，人々が重要としている脆弱性，目標，対処方法，
および能力に基づいて状況を評価しているという文献によって示唆されている
（Lazarus ら, 1984; Kim ら, 1993）。対処方法の例としては，否認，アルコール乱用，
敵意，状況の回避などがある。このような健康上の脅威への反応に可能な目標設定
には，不安，孤独，および困惑を避ける必要性が含まれる。クライエントの目標と
能力についての気付きへの理解がない限り，看護職がクライエントのニーズに適し
たケアを提供できる可能性は低い。
　Roper ら（1990）は治療上の看護職-クライエント関係が発展するにつれて，ク
ライエントのニーズと対処の主観的な気付きに関して，より多くの情報が自然に提
供されるだろうと述べた。これは看護過程の計画立案と実行の段階に関連してい
る。しかしながら Rogers（1961）は，うまくいっていない対処を解決するために
はクライエントの言葉の裏にある感情を聴きとる能力が必要であると指摘してい
る。その反応は，援助者の内省の能力しだいであり，認知的共感に近く，援助者の
客観性によって決定される可能性が高い。Truax と Carkhuff（1967）は，誠実さ
とは他者の経験に対する寛容さ，つまり批判的な傾向でないことを意味すると述べ
ている。

　Rogers（1961）によれば，感情を探求するための障壁は，クライエントのコミュニケーションが不明瞭または個人的で脅迫的であるのに，判断を下し，評価し，賛成してしまう傾向である。このようなことが生じる援助者は防衛的になっていて，しばしば望ましくないアドバイス，率直な質問への応答の失敗，または素っ気ない冷たい声のトーンを通してクライエントにそれが伝わってしまっていると示されている。Rogers と Truax（1966）は，この傾向を正すための合理的な手段は誠実さを徹底することだと提唱した。一度これが確立されれば，援助者がクライエントの世界の意味と重要性を共感的に理解することによって少しずつ，援助の仕事が進んでいく。

　援助関係において共感が必要であることを支持する研究エビデンスは，第1章で示された。次の節で引用する研究では，高共感看護がクライエントにとって望ましい健康上の成果をもたらす可能性があるとされている。

2.2.2　臨床看護における共感の必要性

　いくつかの看護研究は，看護師による共感の使用がクライエントの成果に影響を与える可能性が高いという予備的エビデンスを示している。Gerrard（1978）は，Rogers（1957）の対人関係が成立するための中核的な条件とクライエントの反応との間に正の相関関係を示した。そのような反応には，疼痛の緩和，脈拍数と呼吸数の安定，そして心配や不安の軽減についてのクライエントの報告が含まれていた。この結果は，高血圧患者が他の患者とは異なるという Dawson（1985）の報告と矛盾しない。クライエントは，臨床医の共感性が低いことに気付き，個人的な問題やライフスタイルの問題よりも，医療を提供する者と医療についての対応を話し合うことの方が非常に重要であるとした。

　Dawson（1985）の研究のなかで，クライエントが医療への対応について話し合う必要性を表明するならば，看護職はそのようなクライエントに傾聴し，積極的関与を示す必要があると述べられている。そうでなければ，クライエントは自分の問題解決に積極的な役割を果たす機会を失い，看護職はクライエントの個別性を認めることができなくなる。

　Williams（1979）は，自己概念の変化によって測定されるように，施設に入所している高齢者の看護ケアにおける共感の効果を測定するために，共感がクライエントの環境における人間性の喪失および脱人格化を低減させるかどうかを調べた。看護職は，8週間にわたって高齢者であるクライエントに低いレベルおよび高いレベルの共感を提供した。高い共感を経験しているクライエントの自己概念得点は統計的に有意な増加を示した。Peplau（1990）は，「適切な自己概念が抗不安装置として作用して他の重要な人々とより満足のいく関係をもたらす」と述べている。

Williams（1979）の調査結果は，暖かさと誠実さが共感と連動する性質を持つという以前に表現された考え方を支持する。自分の能力や判断に対する確信を持たせる主な要因は，達成度である（Peplau, 1990）。したがって，看護職がクライエントに献身的ではなかったり，クライエントの経験に対してオープンでなければ，クライエントの自己概念がどのように改善できるかを理解することは困難である。

La Monica ら（1987）は，がんを患者のケアで不安，抑うつ，苛立ちや満足に対する看護職の共感の効果を探求した。彼女たちは，高い共感を示している看護職がケアをしているクライエントに不安，抑うつ，苛立ちが少ないことを見出した。

La Monica（1987）の調査結果は，感情的支援の実証的な効果のさらなる例を見出している。しかし，この研究で報告された結果，およびこの節で報告された他の結果は，看護職が高いレベルの共感を提供できるかどうかにかかっている。

Bennett（1995）は，今日までの研究が，看護における臨床的共感が医療の結果に影響を及ぼすという見解を支持する最小限のエビデンスにすぎないと指摘している。それにもかかわらず，すべての援助専門職にわたる累積的な研究エビデンスは，共感と有益な看護職−クライエント関係との間に仮定された関係が理論にとどまっていることを示している。さらに，第1章とこの節で示されたエビデンスは，看護職が高いレベルの共感を提供できない限り，クライエントの経験の意味を理解することができないということを示す。このことは，クライエントの自己開示の質が看護職の共感のレベルと関連していることを見出した Mackay ら（1990）によっても支持されている。

2.2.3 看護において報告された低いレベルの共感

対人関係のスキル不足が看護実践に存在するという見解を裏付けるために，多くの研究が存在する。これらの報告は主にアメリカとイギリスの文献に見られ，共感と関連している。

Gow（1982）は，内科/外科領域における看護職の感情がクライエントのケアにどのように影響するかの研究について報告した。Gow は，サンプリングされた看護職の約60％（n＝550）は，クライエントの最初の否定的な印象から離れて対応することができなかったと報告した。Duff と Hollingwood（1968）と La Monica ら（1976）は，調査された登録看護師の大多数が非常に低いレベルの共感を示したことを見出した。Gow は，クライエントの否定的な行動から離れてみたいという意欲や意欲の無さが，援助関係と非援助関係のバランスにおける決定的な要素であると示唆した。

Kershmer と La Monica（1976）は，精神科看護実習の直前と直後に，学部学生

の共感のレベルを調査した。その結果，すべての学生の共感レベルが低かったこと，関係構築の促進条件が獲得されなかったことが示された。これらのデータは，スコットランドの精神科で実習中の看護学生を対象とした Reynolds（1986）の研究の結果と一致していた。Reynolds は，Kershmer と La Monica（1976）が示したように，看護職が共感的な関係を築くための準備に必要な経験を提供するという多くの看護教育が無効であるという結論を示した。

Towell（1975），Cormack（1975）および Reynolds（1982）たちの研究は，イギリスの精神科看護師が多くの看護論文に記載されているような治療的関係を利用していなかったことを見出した。これらの研究者は，看護職が情報についてクライエントの率直な要求に応じること，クライエントと気持ちを話し合うこと，懸念ばかり考えることからクライエントを救い出すこと，などは困難であると気付いていたと報告した。

同様に，Melia（1981）は，内科/外科領域の看護学生が，クライエントの疾患，治療法，個人的な問題について話すことが困難であることが多いと報告した。これらのデータと一致する研究は，McLeod-Clarke（1983）によって行われた。その結果，外科病棟での看護職とクライエントの言語的なやりとりが一般に短期間で，頻度が少なく，内容が身体的および技術的なことに限られていた。

McLeod-Clarke（1983）の研究は，Maguire（1985）によって行われた乳がんで乳房切除術を受けている女性の追跡調査の結果を説明するために役立つかもしれない。調査中，看護職は，不安状態，抑うつ状態，ボディイメージの問題を抱えた乳がん女性のわずか 20％しか認識できなかった。

McLeod-Clarke（1983）の発見は，Hughes と Carver（1990）によって再現された。Hughes と Carver（1990）は，看護職の会話の多くが治療とケアリングに関連していると報告した。研究者たちは，これらの相互作用を通して看護職が自分のニーズに合わせて無意識に会話を操作する方法を，明確に示している。この研究で多くの看護職は，クライエントの特定の懸念に対処せず，単なる看護職の思いで実施することが確認された。つまり，看護職は，クライエントの現状とクライエントのメッセージの情動的な側面の両方の言語的な認識を通してクライエントに理解を示していなかった。

看護教員にとって懸念すべきことは，これらの研究や他の多くの研究（例えば Peitchinis, 1972; Layton, 1979; Wheeler と Barratt, 1994）が定められた看護の目標には共感に関連したコミュニケーションスキルが一般的に欠陥していることを示していることである。看護の主な目標は，クライエントのアセスメントに関連する。それは「看護師が臨床実践において改善，変化または予防することは何か」という質

問に答えるために重要である。看護教員が，看護における共感のレベルの低さを引き起こす要因を発見し，減らすことができない限り，この目標は達成するのが難しいままになる可能性がある。

クライエントにとっての看護の必要性を正確に評価しないと，クライエントの目標が達成できず，問題解決に積極的な役割を果たすことができないケアにつながる可能性がある。

2.2.4 クライエントへの共感性の低い看護の潜在的影響

共感性が低い看護に対する懸念は，看護職に理解される必要があるクライエントが理解されていないと感じる可能性があることである。感情的ひきこもりは，共感に対する障壁として働くだけでなく，看護過程のアセスメントの段階を妨げる。時折，それはクライエントにとって好ましくない健康上の結果をもたらすかもしれない。感情的なリスクにさらされているクライエントについての多数の文献の報告によって示唆されている。Tait（1985）は，乳がんを発症した女性は非常に重度で特殊なストレスを経験すると述べた。いくつかの研究では，乳房切除術のような重大なライフイベントの後に，自分が信頼していて，理解してくれている人に定期的に気持ちを打ち明ける機会がない場合，女性はうつ病への破綻を経験する可能性が高かったことが示唆されている（Brown と Harris, 1978; Northouse, 1981; Denton と Baum, 1982; Bloom, 1982; McGuire と Van Dam, 1983）。

感情的なリスクがあるかもしれない別の集団は，終末期患者である。Freihofer と Felton（1976）は，25 人の予後不良な疾患のクライエントとその人たちの重要な他者にとって最も役立つと思われる看護行動を確認した。彼らは，看護職とのコミュニケーション，そして看護職の存在そのものが非常に高く評価されていると報告した。有益であるコミュニケーションは，死と死にゆくことについてクライエントと話すことの必要性についての共感的な気付きを含んでいた。これらの研究は，クライエントが初期の段階から医学的問題に起因する健康上のニーズをしばしば経験することを示唆している。これらの健康上のニーズは，本質的に心理社会的なものであるが，医師によって診断および治療される疾患の一部ではない。ボディイメージ，セクシャリティ，または死についての懸念は，日々の看護職-クライエント関係で生じる実際の潜在的な健康問題に対する人間の反応であり，責任ある有益な看護行為が必要とされている。そのような行動は，「あなたは自分の病気について何を理解していますか」そして「あなたが正しく理解してもらえず，心配や孤独を感じるとき，どうなりますか」という質問をすることを含むかもしれない。Faulkner（1985）は，準備ができている情報のみをクライエントが受け取ることの重要性を指摘しているが，準備ができているかどうかの認識はクライエントの準備

状態を共感的に認識するかにかかっている。看護職が対話中にクライエントが何を求めているのか探求するよう強くすすめられない限り，これがどのように起こるかを理解するのは難しい（Larson, 1993）。

　看護学の文献は，看護職がクライエントの経験について共感的な認識を提供することが必要であることに他にも多くの理由があることを示唆している。乳がんの患者との関係で，いくつかの研究は，化学療法（Maetzinger と Dauber, 1982）および乳房再建術（Rytledge, 1982）に関して必要な情報を提供する看護職の重要性を強調している。その情報はクライエントの術後の経過に有益であるという見解を裏付ける多くのエビデンスが存在する（McLeod-Clarke, 1995）。最後に，喪失や状況の変化の前，最中，後に否定的な気分を経験するクライエントは看護職による熟練したカウンセリングを必要とすると何人かの著者は主張する（例えば，Ashworth, 1980; Tait, 1985; Marshfield, 1985; 1989）。喪失や変化は，内科/外科集中治療室において頻繁に起こる心的外傷となるライフイベントを象徴する。喪失や変化の例としては，切断手術，呼吸不全，麻痺状態などがある。これは，看護職がクライエントの情報のニーズを予測し，クライエントの経験の意味を理解する必要があることを示唆している。これを怠ると，医療システムは非個人的であるとクライエントが認識する可能性がある。ヒューマンケアをするために医療専門職者が共感を用いる必要があるという医療の環境において，共感は「ハイタッチ（人間的な触れ合い）」スキルを提供する。

　精神科の看護の場面では，看護職はひきこもり，不安および機能不全に陥っている家族システムなどの複雑な行動について理解する必要がある（Wilson と Kneisl, 1983; Raudonis, 1993）。看護職は，社会秩序を乱す行動の目的と，人々が生活に対する満足度を低下させる行動のパターンを繰り返させるものを理解する必要がある。精神科領域で働く看護職は，クライエントとの関係を築き始めるきっかけをつくり，クライエントが看護職との関係によって生産的な社会生活を好む方向に前進させることを助けることができる（Peplau, 1988）。また精神科領域で働く看護職は，社会的秩序を乱す行動の目的について学ぶ機会もある（Peplau, 1988）。この結果は共感の程度によって左右されるため，焦点はクライエントの経験に当てられるべきである。そうでなければ，クライエントの行動は理解されず，看護職−クライエント関係は健康の回復に寄与しない。それは疾患のパターンを維持するのに役立ってしまうかもしれない（Peplau, 1990; Smoyak, 1990）。

　他のすべての援助専門職者と同様，看護は他の人々を助けるために存在するべきである。この章の第2節（2.2）で検討した文献は，共感がその基本的な目的およびさまざまな看護の目標にとって極めて重要であることを示している。次のことが

証明されている。

a) 共感によって，看護職は信頼という雰囲気をつくり出し，クライエントのニーズの認識を確立することができる
b) 共感によって，看護職はクライエントが語るための準備状態を判断することができる
c) 看護職が健康問題に対するクライエントの反応の原因と目的を理解するために共感が必要である
d) いくつかの研究は，高い共感的な看護がクライエントにとって良好な健康状態の結果を促進する可能性が高いという予備的なエビデンスを提唱している
e) 健康状態の良好な結果には，生理的苦痛の軽減，自己概念の改善，不安や抑うつの低減が含まれる
f) そのような結果の達成は，看護職がクライエントに高いレベルの共感を提供できるかどうかにかかっている

2.3　共感が欠如していることのまとめ

文献は，多くの他の援助専門職者のように，看護職が一般的にクライエントに多くの共感を提供していないことを明らかにした。次のことが証明されている。
a) 共感性の低い看護職は，理解されるべきクライエントが理解されず，理解されていないと感じる可能性がある
b) クライエントのニーズが理解できず，看護職が重要な情報を提供せず，感情的な支援を提供できないことは，場合によっては援助されるべき人々にとって苦痛の増加などの好ましくない健康状態の結果につながる可能性がある

看護で報告されている共感性のレベルが低いことについて，看護教員はこの問題の原因を理解する必要がある。看護における低いレベルの臨床的共感についての説明は，第3章で検討されている。

3 分析：共感は患者の観点から評価されておらず，そのように教えられている

Analysis: Empathy has not been measured in clients' terms and accordingly taught

この章では，研究の動機となった残りの所見を検証する。前半の部分は，共感を提供する能力について，専門家の意見ではなく，クライエントの意見を反映できていない共感の尺度に焦点を当てている。後半の部分では，既存の教育が共感を専門家が提供することを可能にしたという研究エビデンスの不確実さと，共感の最善の教育法についての意見の相違を調べる。この章で概説した文献はこれらの所見を裏付けている。

3.1 クライエントの観点から共感を測定する既存の共感尺度の欠落

この節では，次のことが示される。
a) クライエントの観点で共感の概念を測定する共感尺度が必要である
b) 援助関係についてのクライエントの認識は，既存の共感の尺度では反映されていない

Egan（1986）は共感に関する記述の中で，援助プロセスについてのクライエントの認識の重要性を強調した。彼は以下の様に示唆した：

> それは援助者が対象者と一緒にいると伝える手段であり，対象者が言っていることと表現していることに注意深く耳を傾け，自分の理解が正確か確認することである。

クライエントが援助関係に存在する共感の量と性質を認識することが可能な場合，クライエントは共感を提供する方法について専門家に助言する立場にある。

そのような協同的プロセスは，援助行動についてのクライエントの視点を，援助関係に存在する共感の程度を測定するために開発された尺度に反映させることを可能にするだろう。このことの必要性は，Rogers（1975）と Gladstein（1977）に

よって，クライエントがセラピストより共感の程度のより良い判断者であると示された。

Rogers（1975）のクライエントが共感を提供する方法についてかなりの量を知っているという提案にもかかわらず，このことは共感の既存の尺度の構築において無視されてきたように思われる。クライエントの観点で共感を測定できないことは，認知行動的共感の最も一般的に使用されている尺度項目によって示唆される。

Carkhuff と Truax（1967）は，Accurate Empathy Scale の項目が1957年の Rogers とのセミナーに由来すると伝えている。その後，同僚や心理学の学生からアドバイスやコメントがあった。Carkhuff と Truax は，共感の専門的視点を表す尺度は，構成の意味を特定するための粗雑な試みであると認めた。

Barrett-Lennard Relationship Inventory を構成している文章は，Rogers（1957）の来談者中心療法に関する論文から導き出された。シカゴ大学カウンセリングセンターの専門家が，最初の尺度項目についてコメントと改訂のために招かれた。このアプローチは，尺度項目が測定しようとする行動の範囲を確定した。

Empathy Construct Rating scale の開発にあたっては，良好に発達した共感と欠如した共感のどちらかを示した50人の大学院生（看護学および心理学）からの記述を収集した（La Monica, 1981）。これらの記述は，研究者と2人の研究助手によって検討された。500の記述からなる最初の尺度の項目群から215項目が抽出され，そのうち90項目が否定的で125項目が肯定的な意味だった。最後に，残りの記述は，心理測定，臨床心理学および看護学の分野における専門家であり，研究者である大学教授らによって評価された。不明瞭な指標として専門家が判断した項目は削除された。

専門家の見解が重要ではないことは示唆されていないが，既存の共感の尺度の構造は一方的なように思える。採用されたアプローチは，学生の視点を確認することなく，監督する関係の効果的な特性を確認する教育者に類似している。そのような状況では，共感の尺度のすべての項目でクライエントにとって有益だと認識される行動を確実に測定することは困難である。さらに，クライエントは共感的な関係についての看護職の理解に貢献するという認識を持っているかもしれない。

この節では，援助関係のクライエントの認識が，看護職が必要とする共感スキルについて看護教員に説明することが論じられている。看護職が共感を示す能力を評価するためには，看護職-クライエントの関係中でクライエントが看護職に求めるものを反映する共感尺度が必要である。このことは，クライエントが援助関係における共感の適用についての豊富な情報源であるという文献に示されている（Rogers,

1975; Gladstein, 1977; Egan, 1986）。クライエントの観点から共感を測定する尺度の開発は，看護実践における共感の構造を明確にする可能性がある。その結果，ここでは，クライエントの観点から看護職が共感を提供する能力を測定する，信頼性と妥当性のある尺度を開発する必要があることを示唆している。そのような尺度の欠落は，既存の共感教育課程の限界の1つである。

3.2　既存の共感教育課程の限界

この節では，次のことが示される。
a）既存の共感教育課程で何が教えられ，学ばれているのかについて不確かさ
b）共感の教育のどの要素が効果的かについての混乱
c）経験学習が何を意味するのか，そして教室での学習で臨床分野が再現できるかどうかについての意見の相違

3.2.1　何が教えられ学ばれているかについての混乱

共感を教えるいくつかの試みが文献で報告されている。しかしながら，そのプログラムの多くで何が教えられているのか，そしてクライエントの視点での共感を反映して教えられているかどうかは，不確かである。そして，いくつかの教育プログラムの中には，共感訓練ではなく対人関係のスキル訓練として記述されているものもある（Dietrich, 1978; Briggs, 1982; Marson, 1982; Anderson, 1984）が，著者がその教育プログラムは共感の教育と学習に関連していると示唆している。

これらのプログラムの重要な限界は，共感を操作上定義すること，および訓練プログラムに基づく対人関係論を説明することができないことである。このことは，共感の評価を困難にした。評価はしばしば学習プロセスに情報を与えるため，何を教えて学ぶべきかについて混乱が生じる（Gronlund, 1981）。対人関係のスキル訓練として説明されている教育プログラムは，援助におけるアプローチを支持する理論よりもむしろ共感に貢献する対人関係の手法に焦点を合わせる傾向があった。例えば，Anderson（1994）の教育プログラムは，以下の3つの手法に集約された。ⅰ）クライエントの感情に反応する，ⅱ）クライエントのコミュニケーションの内容に反応する，そしてⅲ）クライエントを指導したり支持したりすることを回避する

事前に選択された範囲の手技やスキルを重要視する訓練プログラムがどの程度成功するかどうかはわからない。Reynolds（1994）は，学生が対応の戦略的レパートリーを広範囲に利用できない限り，クライエントによって提示されるさまざまな程度の臨床的問題に対処するのが困難になる可能性があると述べている。そのような

問題には，自己開示をするためのクライエントの能力または意欲が含まれる。

3.2.1.1 評価方法のばらつき

　問題は，共感教育課程が異なるものを評価しているということである。その結果，実際に何を教えているのかわからず，どれほど効果的であるかも示すことは困難である。評価方法の違いは，訓練プログラム間の目標達成を比較することを困難にした。Detterman と Sternberg（1982）は，スキルに適応したプログラムを評価する基準となる共通セットが，教育と評価の基準を統一するのに役立つだろうと提案している。

　何人かの著者は学習成果がどのように評価されたか報告しなかった（Dietrich, 1978; Marson, 1979）。その著者は，看護職が対人コミュニケーションの質を改善し，経験学習法ができるようになったと主張したが，この主張を裏付けるエビデンスはない。いくつかの教育プログラム間の学習は，学生の日誌または学生との公式および非公式の議論から得られた非構造化データから評価される傾向があった（例えば，Thompson ら, 1965; Briggs, 1982; Zoske と Pietrocarlo, 1989）。この評価のアプローチは，学習に対する学生の主観的印象に左右される。学習がこれらの教育プログラムの結果として起こった可能性はあるが，実際の臨床的状況において教育プログラムの目的に関連した学習成果または自己認識が共感を提供する学生の能力を反映したかどうかは不明である。

　対照的に，共感を教えることへのアプローチを検討したいくつかの研究は，構成概念の既存の尺度を利用している。これらの方法や研究には，Accurate Empathy Scale（Carkhuff と Truax, 1965; Kalish, 1971），共感のサブスケールとして Barrett-Lennard Relationship Inventory（Law, 1978; Kirk, 1979; Layton, 1979），Hogan Empathy Scale（Brockhaus ら, 1971），Empathy Construct Rating Scale（La Monica, 1983）などがあった。Hogan Empathy Scale（道徳的共感度の尺度）を除いて，これらの尺度は，認知行動的共感度の尺度であり，現在共感研究のために最も頻繁に使用されている尺度を代表している（McKay ら, 1990; Layton ら, 1990 を参照）。

　共感訓練の学習成果を調査しようとする研究者が直面する課題は，共感を示す特定の行動を識別することである。共感の操作主義への異なるアプローチはこれを困難にする。

　文献をさらに検討すると，研究者や教員によって提案された共感の操作的定義とは，必ずしも選択された測定方法と常に概念的に互換性があるわけではないことが明らかになった。例えば，Brockhaus ら（1971）は，認知–行動の用語で共感を定義し，訓練プログラムの学習成果を評価するために，特性・道徳的共感の尺度であ

る Hogan Empathy Scale を選択した。Hogan Empathy Scale は 64 項目の自己評価尺度であり，カウンセリングに特化したものではない。この方法の選択は，プログラムの目的が治療上の理解やコミュニケーションにおけるスキルの向上まで含むように見える。当然のことながら，実験プログラムは Hogan Empathy Scale で被験者のスコア間に有意な変化をもたらさなかった。

追跡調査の間に，研究者らは異なる成果基準を選択した。臨床面接を録音し，Carkhuff の Empathic Understanding Scale を用いて評価した。この成果の測定は，クライエントと対話するときにより共感的になり，精神的援助における能力を高めるという研究者の目的と矛盾していないように見えた。

共感の操作的定義が測定方法と互換性があるように思われる場合でも，記載されている訓練の学習成果が尺度の項目によって適切に反映されているかを考慮する必要がある。教員は教育課程の目的を立て，それから既存の共感尺度を選択する傾向がある。学習成果が尺度のスコアで評価できることは論証が可能であるが，この傾向は 2 つの理由で問題がある。

第一に，共感の方法はさまざまな職業的背景から発展してきたため，質問は「カウンセリングまたは心理療法を測定するため，どのような範囲で開発された方法か，伝統的な看護職–クライエント関係のなかでの共感を再現するのか」に応える必要がある。ここで言及された問題は，職業を超えた応用的な有用性に関連している。

第二に，最も一般的に使用されている共感尺度の信頼性は明らかではない。Truax Accurate Empathy Scale，および Barrett-Lennard Relationship Inventory の信頼性は，一部の著者によって疑問視されている（例えば Bachrach, 1976 および Gagan, 1983）。これは，それらの尺度によって測定されているものが常に明確であるとは限らない可能性を提起する。

Fielding ら（1987）および Coates と Chambers（1992）は，看護職のコミュニケーション技能を評価する分野では，何かを成し遂げるという目標のために，評価の必要性が犠牲になることがあまりにも多いことを示唆している。あるいは，この節で引用した文献は，不適切な評価手段が選択されていることがあると示唆している。

学習の評価が，特定の看護状況における個々の看護職の考えや行動についての正確な情報を提供するならば，訓練はより効果的になる可能性が高い（Gronlund, 1981）。訓練の計画における役割に加えて，評価は変更の後の評価および訓練のベースラインを提供する。

第 3.1 節で引用された方法論的懸念のため，研究者が教育課程の目的に関連する

学習成果を向上させるために共感尺度が開発された。その教育課程は，後で説明するが，看護職にクライエントの観点から共感を提供するように教えることを目的としていた。

3.2.2 共感教育のどの構成要素が効果的かについての混乱

共感教育に関連する問題は，それがどのように，そしてどこで最もよく教えられ，学ばれるかである。対人関係のスキルや共感を教えるためのいくつかの教室での授業方法が文献に記載されている。プログラムを教えることは，教える方法，プログラムの長さ，教室での授業のなかで集中して学習している程度，あるいは臨床実習の有無などで異なっていた。これは，教育と訓練のどの要素が，クライエントに共感を提供する方法を学生に学ばせることになるのかについての教育者間の合意の欠如を示唆している。

3.2.2.1 教室のなかでの学習

一般に，共感を教えるための教室での授業方法は，小グループでの経験学習として説明されている。多くの著者は，経験学習が共感スキルを教える上で効果的な学習方法である（例えば，Dietrich, 1976; Thompson ら, 1965; Kalish, 1971; Layton, 1979; Marsen, 1979; Zoske ら, 1983, La Monica, 1983; Allcock, 1992; Dowie と Park, 1988）と示唆している。

経験学習法は，Dewey（1958）の理論から発展した。Dewey（1958）は，すべての教育プロセスは学生の人生経験に基づくべきであり，学生の経験と人生経験は計画されたプログラムで直接結び付けられるべきであると主張した。看護論文の著者たち（例えば Waterworth, 1995; Burnard, 1995）は，経験学習の概念を構成するために3つの重要な要素があることを示唆している。3つの要素は以下である。

a）個人的な経験
b）経験の内省
c）思考と行動の変容

しかしながら，この概念は，その焦点と目的が異なるさまざまな教育的アプローチを説明するために使用されてきた。

Burnard（1992a）は，この分野に存在するように思われる意見の相違を説明した。彼は，看護教員の経験学習に対する認識を調べ，その概念を定義することの難しさを見出したと報告した。Burnard は，看護教員が経験学習と呼ぶものの例を挙げることは困難ではなかったと報告した。例は2つのグループに分けることができ

る：①臨床分野での経験学習，そして②教員が教室での授業で使う活動。回答者は最初のカテゴリよりも2番目のカテゴリについて話した。Burnard の調査データは，教員が経験学習を学生中心の視点からの学習であると見なす傾向があることを明らかにした。しかし，経験学習が過去の経験の内省を必要とするか，それとも現時点の経験の内省を必要とするかについては，教員間で意見の相違があった。

　この知見が示す問題は，多くの看護教員が経験学習について何を意味するのか不確かであるということである。このような状況では，看護職が共感を提供する方法を学ぶのに役立つような経験的な状況を提供する方法の種類を知っていると確信することは困難である。

　後に，Burnard（1992b）は，看護学生は教員とは異なる経験学習の捉え方をしたと報告した。教員は概念を一連の授業活動と見なす傾向があったが，学生はそれを臨床の世界の「今ここ」で見たり行ったりしていると表現する傾向があった。また，授業のなかでのロールプレイなどの経験的な活動は不自然なものだと考える学生もいた。これは教員の考慮すべき問題であり，より広い調査が必要となる。

　Burnard（1992b）の研究で看護職によって表現された見解は，看護職が実際の臨床実践と一致する経験学習を選択したことを明らかにしている。看護教員はクライエントの参加を通じて，学生が新しい洞察と技能を習得できるような状況の設定を必要とする。何人かの著者（例えば McGinnis, 1987; Farkas Cameron, 1995; Malby, 1997）は，看護職が彼ら自身の疑問や意見することを援助できる経験豊富で信頼できるアドバイザー（メンター）を与えられれば，類似する経験的プロセスが効果的になることを示唆する。しかし，看護教員は共感スキルを教える方法として職場体験を利用する傾向がある。使用される経験的方法の多様性は何が最もうまくいくか，そしてどこで学習が行われるべきかについての共通の合意の欠如を示唆している。以下の看護職に向けた共感教育課程は，この問題を説明している。

　Kalish（1971）は，彼女の共感プログラムは，①教訓的な訓練，②コミュニケーションスキルに関するいくつかの経験的訓練，③ロールプレイング，④共感のロールモデルの4つの要素の統合を含むと報告した。この場合，経験学習はロールプレイやロールモデリングを含まなかった。Kalish によると，経験的な要素は治療面接の動画を見ることや音声を聞くことだった。それから，学生は実際の援助者であるかのようにクライエントについて，書面と口頭で応答することを求められた。対照的に，Farrel ら（1977）は，以下のアプローチの2つだけを使った：①ロールプレイングの演習，②カウンセリング面接の動画の視聴。

　Kalish（1971）は，治療面接の動画をみることや音声をきくことは経験学習であ

ることを示唆した。この方法が個人的な経験の考察を促す程度は，推測にすぎない。経験学習についての混乱は，ロールプレイは経験学習であるという Farrel ら（1977）の仮説によっても示唆されているが，Kalish は賛成していない。さらに，Kalish と Farrel らが異なる教育課程の構成要素を使用したという事実は，それが共感的な看護職を育てるということについての合意の欠如を強調している。この混乱は，共感教育に関する以下の研究によってさらに強調されている。

La Monica（1993 年と 1987 年）は，彼女が 6 つの教育モードとして，教訓的技法，経験的技法，モデリング，リハーサル，フィードバック，そしてイメージを使ったと報告した。この場合，経験学習は，個人が自分たちの経験を詳細に調べることを促進することと定義された。La Monica は，他者の個人的な代理経験を反映しているイメージは，経験を詳細に検討することと同じようなプロセスであると説明した。

興味深いのは，「学生が高いレベルの共感を示すことができるようにするためにどの学習経験が効果的だったのか」という問題である。この問題の重要性は，Hughes ら（1990）によって行われた研究によって示されている。それらの研究者たちは，共感訓練プログラムをモデル化とフィードバックからなる小グループでの経験学習として記述した。そして研究者たちは，La Monica（1983）のように訓練プログラムは効果的だが効果的な教育課程の構成要素を識別できなかったと主張した。ここで提起された問題は，この研究によって検討された 2 番目の研究課題に直接関係している。その課題とは，共感教育のどの要素が看護職の共感を提供する能力に影響を与えるのかということであった。

第 2 章で引用した看護における対人関係スキルの利用に対する障壁を考慮すると，教室での経験学習は，低共感看護の問題に対する実用的な解決策であると考えることができる。看護文献の多数の著者は，教室でも過去の経験を振り返って内省することで技能を学ぶことができると述べている。この見解は，経験への内省がより効果的な行動をもたらすことを提案した理論家の思考を引用することによってしばしば擁護されている（例えば，Boydell, 1976; Kolb, 1984; Schon, 1987; Burnard と Chapman, 1990）。これらの著者によって表現された一般的な見解は，学習には学生が何か起こったかの認識を再構成することによって物事を解決する要素を含むということである。しかしながら，獲得した技能が臨床実習の環境に適用できる範囲は明らかになっていない（McGinnis, 1987）。

3.2.2.2 臨床状況における学習

教育の状況についての別の見解が，文献の中で見出される。Nicol と Withington（1981），Ellis と Watson（1985），そして Costello（1989）は，臨床領域の実践的な

看護スキルを習得することがより適切であるとして，実践的なスキルを教育するなかで看護実習室はほとんど役に立たないと主張した。さらに，Alexander（1983）と Smith（1995）は，臨床領域が学習にとって最も豊かな領域であることを観察した。Peplau（1957）が示唆しているように，クライエントが不安，無価値，または怒りなどの感情を表現するときに実際の学生の経験が，これらの状況に影響を与える。これは，「今ここで」の臨床的経験への内省が，個人の経験の感情的側面を含むため，経験学習の効果的な形である可能性を示唆している。この見解を支持して，Murphy（1971）は，臨床実習中の自己有効性に対する学生の認識およびクライエントが表現した反応が，カリキュラムの有効性の最も高い評価につながることを示唆した。この見解は，「……看護職の訓練と教育の中心は実際の臨床患者ケアにあるという我々の認識を取り戻さなければならない」と述べた Bendall（1976）の研究に影響を及ぼした。

Clinton（1985）は，看護教育の研究が何をどのように学生が学ぶかに臨床学習環境がかなりの影響を与えることを強調した一方で，看護職の教室での教育にも同等の注意を払うべきであると主張した。この見解に沿って，何人かの教員は共感訓練プログラムの中に授業と臨床的教育の組み合わせを取り入れた。両方の要素は，多くの経験的な学生中心の活動に含まれた。3つの研究は，教室での授業とクライエントを伴う臨床実習をどのように統合できるかを強調していた。

Carkhuff と Truax（1965）によって実施された研究は，テープに録音されたカウンセリングのサンプルからセラピストの能力を評価すること，そして録音されたクライエントの説明に対する回答を実習生につくらせることを含んでいた。このワークショップでの経験の後に，実際のクライエントとの最初の臨床面接が記録され，Truax Accurate Empathy Scale で評価された。分かっていないのは，教室での演習，臨床実習，または両方の組み合わせが Truax Accurate Empathy Scale の得点を改善するかどうかである。

Lewis（1974）は，Carkhuff と Truax の研究（1965）と同様のアプローチを採用した。さまざまな構成要素には，実際のクライエントと同じようにシミュレートされたクライエント（俳優）とを使用したこと，およびさまざまな評価尺度を採用したことが含まれていた。Carkhuff Empathic Understanding Scale と 9 段階の世界的な共感の尺度が訓練中に使用された。シミュレートされたクライエントと実際のクライエントが使用された理由は説明されていない。最も効果的な教育課程の構成要素の分析が不足していた。

Juneck ら（1979）は，グループ設定の中で教えることを含む共感教育の方法を採用した。この教育プログラムでは指導の間，学生とクライエントが同じ部屋に入

れられた。臨床実習は，指導者とクライエントに共感を実演している学生とで行われる。これに続いて，クライエントは，臨床面接の間に考えたことや感じたことについてコメントし，面接者（である学生）に与えられたことを何でもフィードバックするように求められた。クライエントが去った後，学生は面接について評価し，指導者からアドバイスを受けた。この教育課程の効果的な構成要素は不明である。

これらの教育課程プログラムには現実の臨床実践に合った教育実習が含まれていたが，最も効果的な教育課程の構成要素は不明のままである。共感教育のどの構成要素が効果的であるかについて文献では十分に詳細に規定されていないが，看護職が共感を提供する方法を学ぶことは重要である。したがって，高共感看護がどの程度達成されるのが最もよいかをさらに調査する必要があるように思われる。またその結果について調査することによって，学習者や実践家として，学習経験についてどう思うか，どのように看護職が共感について学んでいるかを理解することが重要である。

3.2.3 既存の共感教育課程の限界のまとめ

この節では，以下が示された。
a) 共感を操作的に定義できていないために，多くの教育課程で何が教えられているかの混乱
b) 評価方法のばらつきにより，異なる研修プログラムの結果を比較することが困難
c) 評価は参加者（教員と学生）の認識に基づいているため，既存の教育課程で何が学ばれているかについて混乱があり，既存の共感の尺度の信頼性，妥当性および実用性について疑問がある
d) 臨床現場で共感を提供する援助者の能力に影響を与える共感教育の構成要素の分析の欠如
e) 既存の教育課程が実際のクライエントに共感を提供する方法を看護職が学ぶことを可能にするかどうかについての懸念は，共感を示すために看護を教える効果的な方法を開発する必要性が残っていることである

看護職が共感を示す方法を学ぶことに既存の教育課程が役立つという研究エビデンスは決定的ではない。次の節で引用された研究は，どのようにすれば高共感看護が最もよく達成されるかをさらに調査する必要があることを示す。

3.3　既存の教育課程は看護職が共感を示すことを学ぶことに役立たないというエビデンス

　共感教育の研究結果は，既存の教育課程が高いレベルの共感を看護職が示すことを助けるという見解を裏付けていない。これらの研究によって提起された問題は，既存の教育課程のどれもが臨床看護における低いレベルの共感を改善することができそうもなく，我々がこれを行う方法を最もよく知っているということを示唆する。

　共感訓練プログラムのほとんどの研究は共感を学ぶことができるという見解を裏付けるが，既存の研究に基づく結論はさらなる調査を必要とする。これらの研究の結果は，当然の矛盾する結果，研究デザインに関する問題，訓練の効果が維持された程度，そして正確に説明されたそれらの利益が決定的ではないことを示す。研究は訓練過程の時間の長さに関して，5～12時間（Kalish, 1971）から100時間（Carkhuff と Truax, 1965）まで様々であった。これは，共感訓練の最適な長さが解決されなければならないことを示唆している。

3.3.1　研究デザインの限界

　共感訓練の多くの研究は方法論的に脆弱である。ほとんどの研究は実験的ではない教育課程のデザインに依存している。結果に影響を及ぼした可能性がある他の変数を制御できないことは，訓練と学習の間に仮定された関係について核心を持つことを困難にする。

　さらに，すべての研究はさらなる調査とより詳細な説明に値する疑問を提起する。その疑問はこの節で報告する研究によって説明されている。

　Lewis（1974）は，心理療法士の実習生に，クライエントのコミュニケーションの情緒的要素に対応する共感的な方法の実践的経験をする機会を与えるために設計された教育を説明した。シミュレートされたクライエントとの対話および実際のクライエントとの臨床実習に重点を置いた訓練にもかかわらず，特性共感の尺度である Hogan Empathy Scale が，被験者の共感の変化を評価するために使用された。主な懸念は，評価手段が教育課程の目的と両立しなかったのではないかということである。

　Junek ら（1978）の研究は，一連のセミナーの後の面接スキルにおいて，一年目の精神科の実習生の共感が改善したことを示した。このプログラムの焦点は，面接の内容とは対照的に，面接のプロセスに対する学生の方向性にあった。訓練の前後に撮影された実習生の面接の録画の部分は，Barrett-Lennard Relationship Inventory

の修正版を用いて，訓練された評価者によって目隠しで評価された。評価者からのデータを分散分析にかけた（ANOVA）。測定値間に有意差が見られた（p>0.001）。

Junek らは，対照群がないために，結果を引き起こした可能性がある変数について確信を持つことが困難であると認めた。さらに，教育課程を修了した被験者の数が少ないため（n＝5），その方法と結果を一般化することは困難であると示した。注意が必要なのは，実習生の一人が自分の録画が曝されることをとても不安に感じたため，面接を完了できなかったことである。Hung と Rosenthal（1978）は，録画操作が自意識と不安を生み出す可能性があることを指摘している。再生は慎重にそして丁寧に扱われなければならない。これは，録画の使用がすべての被験者に適しているとは限らないことを示唆している。

La Monica ら（1976）は，集中的な共感訓練は看護職の共感レベルを有意に高めたが，すべての被験者が他者をうまく助けることができるようにするには，さらに訓練が必要であると報告した。これは，「共感的な看護職を開発するのにどれくらいの時間が必要ですか？」という疑問を提起する。さらに，共感訓練の効果が表れにくい者がいるかどうか疑問に思うかもしれない。

この問題は，共感が比較的安定し，いくつかの対象のうち変化に抵抗性があるかもしれないという Layton（1979）の見解のなかで重要であると思われる。あるいは，「これらの対象が共感を提供する方法を学ぶことを助けるためには，どのような種類の教育が必要であるか」と問うこともできる。

Hughes ら（1990）は，看護職に対する共感訓練プログラムの有効性は，訓練の前後に計算された共感の変化で評価されたと報告した。共感の尺度として，Carkhuff Empathetic Understanding Scale（Gazda ら，1975 によって修正された）の適応を使用した。実験室の設定のなかで，学習者-クライエントの対話の事前テストと事後テストを使用して測定された。

訓練後の評価では，シミュレートされたクライエントに共感を使用する能力が向上していた。記述分析の平均評点は 2.975 点であり，会話分析は 2.875 点であった（p<0.005）。すべての被験者（n＝11）の得点が増加したので，Hughes ら（1990）は結果が臨床的に重要であると結論した。しかし，学習者が実際のクライエントとの臨床実践において実習室での学習をそのまま移行できるという仮説は，吟味を必要とする仮説のままである。

クライエントの説明に対する応答に基づく評価が，援助者の共感を正確に推定できるかどうかを調べる必要がある。おそらく，クライエントの混乱を招くことが多いメッセージへの応答は，コミュニケーションを抜き出した一部ではなく，クライエントの語りの文脈と流れ全体に基づいている必要がある。

3.3.2　実験研究デザイン

いくつかの研究では，実験群と比較するために対照群を使用することによって研究方法論を改善することが試みられた。これらの結果は有望であるが決定的ではない。

Carkhuff と Truax（1965）によって行われた研究では，共感を促進する効果的な治療行動に関して，これまで蓄積された臨床的および研究的な知識を学生に教える指導者が必要とされた。そして経験学習が提供され，録音されたカウンセリングにおけるセラピストの能力を評価することを学生に要求した。さらに，学生は録音されたクライエントの説明に対する応答を作成するよう求められた。その上，学生はロールプレイを行い，最後にクライエントとの最初の臨床面接を記録し，評価した。すべての共感の評価に Truax Accurate Empathy Scale が使用された。共感に関しては，100 時間以内の訓練で，経験豊富なカウンセラーのレベルとほぼ同等の治療レベルで学生が機能できることがわかった。

その研究が有望であるが，Rappaport と Chinsky（1972）は共感の尺度としての Accurate Empathy Scale の信頼性と妥当性について疑いを表明した。すなわち，AES が共感を測定するかどうかについて疑問を投げかけるものだった。また，教育課程の対象には看護職が含まれなかった。なぜなら，教育課程の目的が看護の状況に関連しているかどうかについて疑問があるからだ。最後に，この訓練プログラムの長期的な効果は確立されていない。

3.3.3　臨床的意義に関する懸念

既存の共感教育についての懸念は，成果が実際の臨床実践に役立つかどうかである。Brockhaus ら（1971）の研究の目的は，Carkhuff の Accurate Empathic Understanding Scale においてレベル 3 の対応ができるように，実験グループの 10 人の精神科の援助者を訓練することだった。このレベルでは，深い感情の正確な探索が援助者によって開始される。訓練プログラムには，ロールプレイ，グループディスカッション，訓練用録音が含まれていた。臨床実践の指導は行われなかった。成果の基準は，AES による教育課程の前後，および数週間後の訓練されたクライエントへの面接を録音したもので評価した。この研究は，対照群と実験群の両方で共感レベルが上昇することを示した。実験群は最大の上昇を示した。この上昇は，訓練の終了後，少なくとも 6 週間は維持されていたことが明らかになった。

しかしながら，実験群における変化が統計的に有意であったとしても（p<0.05），その群の平均レベルは AES において 3.0 の最低治療レベルに達しなかった。

Brockhaus らは，被験者が最低治療レベルに達することを可能にするために 6 週間の訓練を 11 週間に延長する必要があることを示唆した。この見解は，訓練プログラムを延長するときに基本変化率を維持できるという仮定に基づいていた。

さらに興味深いのは，個人的な感情を自発的に申し出るように訓練されたクライエントとの練習が実際の臨床業務の再現度である。援助関係におけるクライエントの認識に関する研究は，以下のことを示唆している。例えば，援助者が脅威を感じた場合，クライエントは表現しないか，または不賛成であることを表現していると報告されている（例えば，Dittes, 1957; Reynolds, 1986）。このことは，一般的な種類の現象を調査していると思っても実際には問題の断片を研究している調査であることもあり，一般化することに慎重になる必要性を示唆している。このため，Brockhaus ら（1971）の実験的研究，および他の多くの研究（例えば Kalish, 1971; Farrell ら, 1977）は，非常に限られた時間を使って現象を研究するので，非常に人工的だと思われる。

調査研究が現実の訓練状況に役立つものになるならば，それらはその状況に明確に類似していなければならない（Dawson ら, 1984；McKay ら, 1990）。例えば，経験訓練には，多種多様な活動が含まれることがあり，その中には他のものよりも直接的に役立つものがある。教員と研究者は，そのような訓練の重要な側面であると考えているそれらを明確にし，実際に定義してから，現実の訓練状況とある程度一致する状況でそれらを研究する必要がある。現在のところ，実習室で行われた実験研究から得られた知見は，決定的ではなく，矛盾を孕んでいる。

3.4　共感が欠如している理由のまとめ

この章では，既存の共感尺度が共感を提供する能力についてのクライエントの見解を適切に反映していないことが示された。援助関係におけるクライエントの認識は，その関係に存在する共感の程度について看護職や他の援助専門家に助言できることが示唆されている。この助言は，臨床看護における共感の概念の意味を明確にし，看護職のための共感教育課程の目的を定義することと関連性がある可能性がある。

看護職が臨床的共感を提供するのを支援する新しい方法の必要性は，看護における低レベルの共感および既存の共感教育課程の限界によって示される。これらの教育課程は，特に臨床の状況において，看護職や他の専門家が共感を提供するのを支援していないことは明らかである。文献は以下を明らかにした。

a）共感教育課程に必要な最適な時間がわからない

b）共感教育課程のどの部分が効果的か，一般的な合意がない

c）共感を提供する能力を評価する既存の尺度は信頼性と有効性が明確ではない

d）共感訓練が看護職–クライエント関係にどのような影響を与えるのか，明確ではない

e）共感教育に関するほとんどの研究は，方法論的に脆弱である

　　共感教育は，実際の重要な訓練状況に関連性を持つ必要があると結論された。成果の尺度は，クライエントが看護職に望むことと教育課程の目的を反映する必要がある。共感が最もよく学ばれる場所については意見の相違があるが，臨床的に焦点を当てた教育は実際のクライエントとの関係についての情報を提供するため，看護職にとってより意味があるかもしれない。看護教員が看護における共感の低水準を解決するための効果的な方法を考案できない限り，クライエントは必要な感情的なサポートを受けられず，生活に対する満足度の低下などの長期的な影響に苦しむ可能性がある，非人間的ケアと感じるだろう。

4 ソリューション Part 1：信頼性が高く妥当なクライエント中心の共感尺度が開発された

Solution, Part 1: A reliable and valid client-centred empathy scale has now been developed

　この章は4つのパートで構成されている。最初に，信頼性が高く妥当なクライエント中心共感尺度を開発するための理論的根拠が説明されている。次に，新しいクライエント中心の共感尺度の開発について記述されている。第三に，この新しい尺度の特徴が論じられている。最後に，この新しい測定尺度における信頼性と妥当性の評価と，これらの検討の結果について説明されている。

4.1　必要性：共感を示している時，看護職自身がそれを分かるようにするための共感の尺度

　この節では，次のことが示されている。
a）看護職がクライエントとの関係においてすべき事を測定する共感尺度が必要であったこと
b）援助関係についてのクライエントの認識は，共感を臨床看護に適用するための豊富な情報源であること
c）測定値間で一貫した結果が得られ（信頼性），意図されているものが測定可能な（妥当性），共感を提供する看護職の能力を測定する尺度を開発する必要性があったこと

　看護職が直面する主な課題は，看護職が共感を示している，まさにその時を自覚することである。Aspey（1975）は，一部の専門家は援助関係というものについて，学んだスキルを意図的に適用するというよりはむしろ謎めいたプロセスであると考えていることを明らかにしている。同様に Reynolds（1986）は，インタビューを受けたほとんどの看護教員がどのように共感を定義し，また評価したのかがはっきりしなかった，と報告している。これらのことは，いつ看護職が共感を示しているのかを看護職自身や他者が分かるようにする評価票が必要であることを示唆している。

臨床看護ではクライエントとの１対１の言語的なやりとりを伴うのだが，必ずしも正式なカウンセリングや心理療法における関係性を再現していないことが文献検討で示唆されている。既存の共感の尺度は看護職–クライエント関係の中で表わされる共感を測定するために開発されたものではないので，看護職が共感を示す能力を測定するのには不適切な尺度である。Accurate Empathy Scale と Barrett-Lennard Relationship Inventory は心理療法の相互作用の文脈の中で適用されるように意図されており，ゆえにそれらの尺度は必ずしも型通りではない看護職–クライエント関係においては適用の限界がある。

対照的に，La Monica（1981）によって開発された Empathy Construct Rating Scale は看護やその他の医療専門家，即ち援助を与える立場であり，またケアの受け手に対して支配的な職権を持つ職種の間で使用される。この尺度は支持的対人コミュニケーションを開始することに関係しており，共感の焦点は感情的な支持を必要としている他者である。次のような項目：「問題に対する即座の答えを持っていなくても，解決策が見つかるまで彼・彼女を支えました」や「無味乾燥で傷つきやすい対応だったか」は，看護職の勤務期間，つまりクライエントとの継続的な関係の中で実際に何をしているのかにマッチしているように見える。したがって，この尺度は看護における対人関係技能の独自の使い方として Cormack（1985）が言及しているものを測定できるように思われる。しかし，この評価票には項目の明確な操作的定義が欠如しており，また尺度の信頼性についての懸念という重要な限界があるので後述する。

4.1.1 援助関係に対するクライエントの認識の重要性

既に第３章において，援助者が共感的であるかどうかは，クライエントの援助関係に対する認識によって決定されることが示唆された。この理由から，クライエントが認識する看護職との関係が，看護実践における共感の意味を明確にするのに貢献することはほぼ間違いない。クライエントが看護職に対して効果的か効果的でない聞き手であると見なす時の観点は，看護職との関係がどのようなものであって欲しいかということの豊富な情報源になる。そのような本質の理解により，看護教員にとってはクライエントが看護職に何を望んでいるのかが分かり，必要な共感スキルを同定しやすくなり，また共感を提供する看護職の能力尺度を開発するための基礎にもなる。

4.1.2 信頼性があり，妥当な共感的行動に関する尺度の重要性

研究者にとっての関心事は，共感技能の尺度がどの程度信頼性があり，妥当であるかということである。文献を検討することにより，既存の認知行動的共感の尺度

が尺度間で一貫した結果をもたらすか（信頼性），また意図するものを測定しているか（妥当性）などの疑問が明らかになる。

Truax Accurate Empathy Scale（AES）には，評価者間比較による信頼性が時には許容できないレベルにまで下がるという懸念がある（Shapiro, 1969; Rogers, 1967）。Truax と Carkhuff（1967）による研究では，実際に評価がどのように行われるのかが十分に詳細に規定されていない，と Marshall は述べている（1977）。Truax と Mitchell（1971）は，この尺度を様々な様式で使用したことを明言した。

このように，信頼性について疑問が表明されているため，妥当性についても注意を払う必要がある。Bachrach（1976）は，「Accurate Empathy Scale によって何が測定されているのか」という疑問を投げかけた。彼は，正確に「Accurate Empathy」を採点するということは，Truax が結論付けているよりも元々難しいことなのかもしれないという見解を示した。Bachrach（1974）は共感関係の質の採点は評価者の心の評価的側面と強く関連している（例えば，良い・好ましい）ということを以前に示唆していた。同様に Rappaport と Chinsky（1972）は「Accurate Empathy」の構成は著しく混乱していると主張した。Caracena と Vicory（1969）そして Truax（1976）による2つの研究では，AES の意味を理解するのが困難であるという根拠が示されている。これらの研究では，共感の評点がセラピストの話した単語数と有意に正の相関を示していることが見出された。このデータについて Caracena と Vicory は，共感以外の何かが測定されていたとする Kiesler, Mathieu と Klein（1967）の仮説と一致する，と解釈した。

Barrett-Lennard Relationship Inventory はかなり高い信頼性が得られると推定されてはいるものの，なお注意が必要である。Polit と Hungler（1983）は，ある評価票の信頼性というものはその評価票の特性としてではなく，特定の条件下で特定のサンプルに処理された場合の特性として見るべきであると述べている。この指摘は，この評価票が心理療法の相互作用とは異なる，看護学の研究に適用された場合には不安定となる可能性を示唆している。病院看護では，通常一人の看護職が一人のクライエントに継続的に関与することを必要とされてはいないが，看護過程とプライマリーナーシングの採用によって変わる可能性はある。Gagan（1983）は，従来型の看護職–クライエント関係に特異的に方向づけられた共感尺度が必要であることを示唆している。Gagan の研究では看護職が長期間にわたってクライエントと話す状況が含まれてはいたが，それが型どおりの心理療法を再現した範疇にあるのかが疑問視されていた。

Empathy Construct Rating Scale（ECRS）に関して，当初の調査で共感訓練のプログラムの後に，クライエントにおいても援助者の自己申告においても共感に有意な変化をもたらさなかったと La Monica（1987）が注意喚起している。この研究の

結果では，事前に被験者がECRSで高い評価を受けたとして，ECRSが高いレベルの共感を区別する能力があるといえるかは疑問であることも La Monica は認めている。さらに，彼女は尺度項目における社会的望ましさが自己評価とクライエント評価に影響を与える可能性があることも示唆している。この場合，ECRSの尺度としての構成妥当性が問題になる。

Reynolds（1986）の看護学生を対象とした共感研究がこのことを示唆している。Reynolds は ECRS に関する複数の測定（自己申告，担当看護職，クライエントおよび訓練を受けた評価者）において変化はあったが，それらの変化はほとんどの場合小さく，有意では無かったと報告した。さらに，ECRSを採点する異なる方法（自己申告，クライエントによる報告）が互いに高い相関を示さない傾向があった。Reynolds は，評価するために，評価者間で異なる基準を適用することが可能であることを示唆した。このことは信頼性の問題を示唆し，また「異なる回答者によって何が測定されていたのか」という疑問も投げかけている。目標が共感訓練の有効性を調査することである場合には評価票の妥当性に対する疑問が生じる。以上のことはまた，共感を提供する看護職の能力を測定するための，クライエントの見解を反映した新たな尺度を開発し，信頼性と妥当性を検証する必要性も示している。

4.2　方法：クライエント中心の共感的行動尺度の開発の段階

この節では，次のことが示されている。
a）研究の焦点である，共感教育課程の成果を測定する共感尺度の必要性
b）看護職との関係において，何が効果的で何が効果的ではなかったのかに関するクライエントの報告が新しい共感尺度の項目を作る最初の情報源であったこと
c）尺度の項目群をリッカートスケールに発展させることが尺度の合計点数を得ることに繋がり，新しい共感教育課程の有効性を調査する手段にもなったこと

4.2.1　開発段階の概要

共感尺度の開発は3つの段階を経た。各段階についてはこの節の後半で詳述する。最初に，個人的な経験と共感の測定に関する既に公表した知見を再考察した。これは，既存の共感尺度によって看護職がいつ共感を示しているかを知ることができるかどうかを判断するために実施したものである。

次に，クライエントの認識による効果的あるいは非効果的な対人的行動を研究した。これは，クライエント中心の共感を測定する尺度の項目群を構築するために行った。クライエントの認識を，専門家による共感の見解と比較した。これは，援助に対するクライエントの認識が専門家の見解と一致しているかどうかを早い段階で確認するために実施した。

最後に，尺度の項目群をリッカートスケールに発展させた。これは共感尺度で各項目の看護職の行動をランク付けするために行った。共感尺度の採点者の指針とするために使用者マニュアルを作成した。これはその尺度が共感の信頼できる尺度であることを保証するために作成した。

4.2.2　第一段階：クライエントの視点・見解を反映した共感尺度の必要性の認識

共感教育のあらゆる学習成果の妥当性を確立する上で重要な要素である，共感プロセスの本質の理解にクライエントは貢献する。これは，医療的介入と成果目標においてヘルスケアの利用者が重要かつ積極的な共同研究者であるというコンセンサスの形成を反映している（Barker, 1994; Highland Health Board, 1994; The Scottish Office, 1997）。既存の尺度はクライエントの言葉から共感度を測定していなかったし，また既存の認知行動的共感は信頼性と妥当性に関する懸念があったことから，新たなクライエントの視点・見解 view を反映する共感の尺度を開発する必要があると認識された。その後開発された共感尺度の項目は，新しい共感教育課程の成果を反映していた。

4.2.3　第二段階：尺度項目の情報源

共感的プロセスにクライエントの認識を導入したのは，以前の共感研究でクライエントが研究者に発した何気ないコメントがきっかけであった（Reynolds, 1986）。これらのコメントは，臨地実習後，クライエント（n＝30）が基礎看護学生を Empathy Construct Rating Scale（La Monica, 1981）を用いて評価していた間に発せられたものであった。その時点では，看護職の共感を評価するために度々使用されていたその尺度について詳細に説明されていた時の，比較的自由な発言であった。これらの逸話的発言は，Rogers（1975）が共感的と表現しているようなタイプの関係を築くという観点で，なぜクライエントが看護職のことを効果的または非効果的であると認識したのかを描写していたので大変興味深いものであった。これらの発言は，研究者と教員が後に分析するために記録・保持された。

クライエントが看護職たちのことをとても共感的であると考えたことをその発言によって根拠づけることもできるのだが，何よりも，そのデータはクライエントが看護職との現実の経験を説明できる豊かなものであった。描写には感情豊かな理解と防衛からの解放を経験したということまで含まれており，データの妥当性を示していた。質的データにおける妥当性は，得られる情報の開放性と深さによって確立できるという Oppenheim（1992）の提言に示されている。

クライエントの認識に適用されるかもしれないという限界はあるものの，研究論

文に貢献した何人かは，複雑な現象を研究するこの方法に賛成していた。その一例が Cormack（1981）であり，求められたのではない自発的なコメントは，これまでに行われてきた一般的な分野の研究者の理解を助けるであろうという見解を示している。Rogers（1975 年）と Gladstein（1977）はさらに踏み込んだ主張をしており，クライエントはセラピストより共感の度合いを判断する力が優れているとしている。Rogers（1975）は，クライエントに確認することに何ら異議を唱えていないようであり，

　　　―もし私たちがより良いセラピストになりたいのなら，正確に理解しているかどうかを自分たちのクライエントに教えてもらうべきです。―　と示している。

　Reynolds（1986）の調査研究における看護職との経験に関するクライエントの描写により，両者の関係における共感の程度はクライエントの方が良く知っているという Rogers と Gladstein の想定は確かなものになった。クライエントの経験は，看護職－クライエント関係における共感的な関係の段階や，どのようにすればその状態に最も良く至るのか，ということに関する豊かな情報源であった。このことは，様々な臨床現場における看護職－クライエント関係（n＝200）や数年間にわたる教師－学習者 learner 関係などの観察に関する録音記録を用いた研究によって，ますます確かなものとなった。また，Reynolds（1986）によって報告されたクライエントグループの認識は，他の援助関係の受け手に一般化されるかもしれないという見解をさらに促進させた。
　彼と 2 人の同僚がクライエントの発言を検討した結果，共感関係にとって重要な 4 つの変数が特定された。当時の彼の目的は，専門家に助けられた経験のあるクライエントの認識を基にした共感教育プログラムを考案して開発することであった。援助関係にとって，クライエントの認識が唯一無二の重要性を持つわけではないことは分かっていた。とは言え，「援助されている」というクライエントの描写が生きいきとしたものであったことにより，登録看護師のための共感教育プログラムの設計に焦点を当てて形にすることができた。共感に不可欠な変数を以下に示す。

a）ある時点で共感的な気づきが生じ得るような場における，対人関係の雰囲気を作り出す必要性
b）今，ここでの文脈において，他者から繰り返し表現される共通の心配事やテーマに援助者が耳を傾け，集中し，探求する必要性
c）クライエントによって示される様々な程度の臨床的困難に対し，援助者が対処できるようなレパートリーの多い反応方略の有用性と，方法のバリエーション

d）援助者が一貫して聞いてくれない，あるいはぎこちないか脅威的である場合，共感プロセスはどの段階でも停止する可能性

　　看護職−クライエント関係におけるクライエントからの描写によって，各変数に関連する多数の行動が特定された。クライエントによって描写されたすべての行動を，変数 a），b）または d）のいずれかに割り当てた。ポジティブな行動の描写は看護職にさまざまな対応の方策を提供するものであり，すべて変数 c）に関連すると考えられた。クライエンの全ての発言と一致していることによって変数の有効性を確認した。

　　クライエントの発言は2つの重要なテーマに分類された。すなわち，対人的行動において役に立つものと立たないものである。このことによって看護職との関係でクライエントが何を望んでいたのか，または望んでいなかったのかが明らかになった。20人以上のクライエント（66％）が少なくとも1回，明らかに述べた事を，研究者と2人の同僚教員が確認した。このプロセスによって評価者間の完全な合意形成を行った。全てのクライエントデータは，公開されている文献の見解と比較して検証した。

　　データから識別された結果は，同僚教員の経験と専門文献の見解との一致を経て共感尺度のための尺度項目群の開発の基礎となった。役に立つ，あるいは立たない行動の，クライエントの描写を反映すると考えられる12項目が尺度用に生成された。各項目は，共感に不可欠であると考えられる1つ以上の変数に関連していた。尺度項目群は看護職との関係に対するクライエントの認識を反映していたので，評価票は，Cormack（1985）が主張している，看護の特性を踏まえて使用するための対人関係技能を測定する尺度であると考えられた。

　　共感尺度は次の項目で構成されていた。
項目1　感情を探求し，はっきりさせようと努める
項目2　指図し，気をそらせるように仕向ける
項目3　感情に応答する
項目4　言語・非言語のコミュニケーションを無視する
項目5　感情の個人的な意味を探索する
項目6　一方的な判断や独断的な発言
項目7　感情と意味に応答
項目8　話をさえぎり，多忙を装う
項目9　クライエントに方向性を与える・提供する・もたらす
項目10　解決に焦点を合わせない・直接の質問に答えない・誠実さに欠ける

項目 11　適切な声のトーンとリラックスした響き
項目 12　不適切な声のトーンとそっけない響き

　共感尺度の 12 項目は，高共感度の 6 項目と低共感度の 6 項目から構成されていた。すなわち，6 項目は共感的関係を築く上で役立つと見なされたものであり，6 項目は共感および治療的関係の発展を妨げる可能性が高いものである。次の節ではこの共感尺度の項目と，クライエントの援助に関する見解との関連性について説明する。尺度の信頼性と妥当性の検討は 4.3 節で議論する。

4.2.3.1　共感尺度とクライエントの援助に関する見解・視点との関連性

　共感尺度の項目とクライエントの援助に関する見解・視点との関連性は，4.2.3 節で言及したクライエントのサンプルから選択されたコメントによって示されている。援助に関するクライエントの見解・視点を議論することにより，効果的および非効果的な対人的行動の描写と，共感に不可欠な変数との関連性が明らかになる。最初にポジティブ尺度項目（効果的な行動）について説明する。

　共感尺度の項目 1（感情を探求し，はっきりさせようと努める）は，援助者が積極的に話を聞こうとする行動の程度の例である。看護職との関係における初期段階のクライエントの描写では，感情豊かに理解されているか，正確に認識されているかはその時点ではわからないことを示していた。しかし，彼らのコメントによると，これらが後の時点で起こるかどうかは，看護職の耳を傾けようとする試みの有無によって決定されていた。この結論を裏付けるクライエントの発言には以下のようなものがある。

　「私を理解するのはとても難しいけれど，彼女は懸命に努力しています」
　「誰も私のことを理解していませんが，彼女はとてもよく聴いてくれます」などがある。

　尺度の項目 3（感情に応答する）は，クライエントの看護職に対する，自分の感情に敏感であって欲しいというニーズを反映している。クライエントは，これが新しい関係の早期の段階においても重要であることを示した。クライエントの発言には以下のようなものがある。

　「私は彼女のことをあまりよく知らないけれど，彼女はとても思慮深いのです。彼女は私の考えに反対せず，私の気持ちや理由を理解しようとしています」
　「彼女は聴くことによって私を助けてくれました。自分の気持ちを話したり表現

したりするのは難しいことなのですが，彼女に話すことでそれが簡単になるということを見つけました」

　項目5（感情の個人的な意味を探索する）は，感情的な経験をより詳細に話すことで，混乱しているメッセージをクライエント自身が明確にするのを看護職に助けて欲しい，というクライエントのニーズに関連している。

　この行動についてのクライエントの描写は，セラピストのどの特徴が治療上の変化に重要であったかをクライエントに尋ねた Heine（1950）の研究結果と一致していた。ここでクライエントが最も有用であると感じたセラピストの反応は，クライエントが漠然と，そしてためらいがちに表出した感情を，セラピストが明確にしてオープンに述べたことであった。これは，次のクライエントの発言によって強調されている。

　「相手の頭の中にあることをそのまま抜き出すのではありません。彼女は私が感情を流出させるのを助けてくれます」
　「私が自問自答することや鏡を見るようなものです。なぜ苦痛を感じているのかを説明できるように彼女は私を助けてくれます」

　項目7（感情と意味に対応する）は，個人の時間軸の説明を「重視する」ことと問題が何かをはっきりさせるのを助けるための，看護職に対するクライエントのニーズに関連している。その援助により，彼らは一般から個別のものへ，過去から現在へ移ることができた。

　クライエントの発言には以下のようなものがある。
　「彼は私が要点にたどり着くのを助け，私が現在の状況と向き合うのを助けてくれます」
　「主治医はいつも過去を蒸し返したがりますが，彼女は今日の私が望んでいることに関心を寄せます」

　項目9（クライエントに方向性を与える・提供する・もたらす）は，クライエントが問題の解決に集中するのを助ける必要があることを示している。Peplau（1984）はその対応について，看護職はクライエントが自分の好みの方法で個人的な問題の解決策を見つけるように支援するべきである，と述べている。その見解を裏づけるクライエントの発言は，以下のようなものである。
　「現在の困難について話しました。彼女は私の立場と，どれほど苦しんでいるの

か，そして何をしたいのかを理解しています」

「彼女は私の問題について一緒に取り組んでくれました。私の同意を得て，私にとって必要な情報を入手するために担当看護職に申し入れをしてくれました」

項目 11（適切な声のトーンと，リラックスした響き）は，看護職が献身的（暖かい）で開放的（誠実）であるべきというクライエントの意見に関連している。クライエントが示すように，Rogers（1957）が行ったこのような態度のコミュニケーションは，対人関係において相互の尊重，中立，信頼の雰囲気が確立するのを促進させることができる。次の発言は，暖かさと誠実さに欠けた結果を示している。

「彼は，ぞんざいではないものの，まるで居酒屋で一杯やっているかのような口調でした」

この発言は，言葉そのものが暖かいと判断されるために項目 11 が重要であることを示している。クライエントの発言は，共感的なプロセスは，関係のどの段階でも行き詰まる可能性があることを示唆している。ネガティブ尺度の項目（効果的でない行動）の基は，脅威的な行動の描写から来ている。

尺度の項目 2（指図し，気をそらせるように仕向ける）は，コミュニケーションを操作する例である。これは，次の例で説明される

「彼女はとても頭がいい。私は自分自身について話したくないのに，彼女が何を言いたいのかを決めつけて私のことについて話そうとしているのです。これは気分良くありません」

項目 4（言語・非言語のコミュニケーションを無視する）は，援助者が聞くことができていない状況を反映している。メッセージを看護職が聞き取れなかったとき，クライエントは，気にかけてもらえなかった，と感じることを示した。例えば：

「私が自分の状況をどう感じているのかを，彼女は理解できなかった。私は，気にかけてもらえていないと感じた」

項目 6（一方的な判断や独断的な発言）は，どれだけ援助者が一方的な判断を下しているのかを測定する。クライエントは，この脅威となる行動が相互関係における感情に関する質を損なうことを示した。例えば：

「私を批判したり，尊重してくれないようだったら，私はただ怒鳴りつけるだけです」

　この知見は Dittes（1957）の研究結果と類似している。クライエントの不安や警告反応を測定するため，生理学的測定法であるガルバニック皮膚反応を使用し，Dittes は，生じた差を，セラピスト役の暖かい受け入れや寛容性の程度に対する評点と関連付けた。セラピスト役の尊重や受け入れの態度がわずかでも低い方向に変化すると，GSR 値が有意に上昇することがわかった。

　項目 8（話をさえぎり，多忙を装う）は，クライエントは話をさえぎられることが嫌であることを示している。例えば：
　「彼女は述べる時間を与えてくれませんでした。自分のことが重要ではないように感じました」

　項目 10（解決に焦点を合わせない・直接の質問に答えない・誠実さに欠ける）は，受容の欠如を示している。クライエントは，看護職が自分のことを真剣に考えてくれていないという印象を与えた，と述べた。例えば：
　「まだ私の問題について話し合っていません。彼女が私を信じるかどうかは分かりません」

　項目 12（不適切な声のトーンとそっけない響き）は，クライエントは不親切な援助者を嫌うことを示している。次のクライエントの発言はこの点を説明している。
　「彼女の言い方がとてもきつかったので防衛的に感じました」
　看護職には，援助を受ける個々のクライエントとの関係の段階とニーズに適した介入を選択する必要があることが結論付けられた。クライエントの発言には，感情の表出，対応方法，健康上の目標，は特定の状況下で適用されることの必要性が示されていた。
　例：「私は彼女と自由に話します，問題はありません」
　「彼女は信頼できます。他の人たちなら嫌がるのではないかと思うようなことについて，彼女になら話せます」

　しかし，一部のクライエントは，関係とのある段階での深い探索はクライエントを脅かす可能性があることを指摘した。

　例：「面接の時，一時的な感情が表に現れるので，私は混乱します。しかし，彼女はこれを察してくれているようで，支持的な態度です」
　「私があることについては話をしたくないとき，彼女はその気分を分かってくれ

ているようで，そのことを確かめてくれます。私が消極的である時，彼女は深追いしません。」

　これらの発言は，様々な程度の臨床的困難に対処するためには，看護職は多様な介入戦略を持たなければならないことを示唆している。共感尺度の項目を選定するにあたっては，援助を受けているクライエントの状況に応じた介入がどのようなものであるかを考慮する必要がある。例えば，クライエントが感情について話し合うことに消極的なサインを出しているなら，看護職は感情の個人的な意味の探求（項目5）はあまり生産的でないと思うであろう。より適切と思われる代替アプローチは，「現時点であなたにとって何が快適であるかについて話す」ことである。例えば，今の感情について詳細に表現することで，クライエントがその時のコミュニケーションの意味を明確にするのを手助けするような場合である（項目1）。クライエントの受け入れられている感じは維持しつつ，感情や問題について話すのが快適ではない場合に話すかどうかを選択できるので，項目5とは異なっている。

　共感尺度に関するポジティブ項目は，この研究で使用されている共感の定義を反映していると考えられた（1.3節参照）。クライエントの世界における感情を伴う関心事の存在は，項目1，3および5によって示され，これらは項目11に左右される。クライエントの世界に対する正確な認識は，項目7と9によって強調されている。ネガティブな尺度項目は，La Monica（1981）が定義しているように共感の欠如を意味する。

4.2.4　第三段階：共感尺度の採点

　当初の尺度の項目群は，評価票を点数化する目的でリッカートスケールとして開発された。その結果，個人の態度や行動が一連の数字として表現され，評価票の合計得点を算出することができた。

　7段階リッカートスケールが採用された。したがって，回答者は，尺度の12項目のそれぞれについて，自分自身，または他者に対する自分の認識について，7つの選択肢の中から最もよくあてはまるものを一つ選択するよう求められた。選択肢は，「常にそうである」「ほとんどいつもそうである」「しばしばそうである」「概ねそうである」「時にはそうである」「めったにそうではない」「全くそうではない」であった。高い共感度を測定する項目では，得点は常に「そうである」の6という高得点から，「全くそうではない」の0までの範囲になった。低い共感度を測定する項目では採点手順が逆になる。Oppenheim（1992）が示唆しているように，この方法によって回答者の同意・不同意についてより正確な情報が得られるように

なった。この点は，単純な同意・不同意得点に比べ，リッカートスケールの大きな利点である。

Oppenheim（1992）は，ほとんどの研究者が7段階の尺度ではなく5段階の尺度を使用していると指摘しているが，大差はないと述べている。しかし，Polgarと Thomas（1988）は，従来の5段階リッカートスケールは，中間の未決定の反応を許容する，つまり黙認の反応を許容するという欠点を有する，と示唆している。7段階のリッカートスケールでも中程度の反応が可能であるが，より多くの点数配置が黙認反応を希釈または減少させる可能性がある。また研究者の対人関係の経験からも，共感の量的側面は，より一般的な5段階の尺度では十分に説明できないと考えられた。常に起こる，または決して起こらない行動というのはあり得ないので，共感は幅のあるリッカートスケールに最適であると感じられた。共感尺度の使用者マニュアルについては後に検討する。

4.2.4.1　尺度項目の意味に関する使用者ガイド

使用者マニュアルは，①採点方法，②各項目の詳細な操作的定義，③各項目の臨床例から構成されている。操作的定義と臨床例は，研究者の同僚によってスーパーバイズされた登録看護師（n＝100）の臨床面接の録音記録と，研究者が作成したものから選択された。

内容分析には，共感尺度項目の運用例となる面接の調査を内容分析した。尺度上の各項目における操作的定義が研究者によって作成された。最終的な操作的定義は，専門家と見なされた同僚教員によって検討された。彼らは研究者の定義に同意した。最後に，尺度項目の臨床例が使用者マニュアル用に選ばれた。臨床例は包括的なリストを作るためのものではなく，尺度項目に関する使用者の理解を導くことを意図したものである。

4.2.5　開発段階のまとめ

この節では，以下のことが示された。
a) 看護職との関係に関するクライエントの描写は，彼らが共感を経験したかどうかを決定するいくつかの変数を識別するのを助けた
b) これらは，①ある時点で他者の共感的な気づきが起こる可能性がある対人関係の雰囲気，②クライエントによって表現された繰り返しのテーマの探求，③幅広い反応のスキル，④脅威になるような対応を避けることであった
c) これらの変数に関連する行動がクライエントによって記述され，新しい共感尺度での項目の作成に役立った
d) クライエントは看護職に以下のことを望んだ

① 聞こうとする

② 感情に敏感である

③ 混乱したメッセージを明確にするのを探す

④ 個人的な時間と問題の設定をはっきりさせるのを手伝う

⑤ 自分の問題の解決に集中するのを助ける

⑥ 暖かく誠実に聞こえる声

e) クライエントは看護職に次のことを望んでいない：

① コミュニケーションを操作する

② 言うことに耳を傾けない

③ 評価する

④ 中断する

⑤ 受け入れない

⑥ 不親切に聞こえる声

f) 共感尺度においてポジティブな行動は項目 1，3，5，7，9，11 に反映し，ネガ
ティブな行動は項目 2，4，6，8，10，12 に反映する

g) 項目群のリッカートスケールへの進展は，新しい共感教育の有効性を調査する
手段を提供した

h) 共感尺度の採点を案内する使用者マニュアル

4.3　結果：看護職がいつ共感を示しているのかを知ることができる尺度の特徴

この節では，次のことが示されている。

a) 共感尺度は，対人関係においてクライエントが看護職に望むものに向けられて
いる

b) 使用者マニュアルは，共感尺度の採点者を案内することに加えて共感を教える
人も案内できる

4.3.1　重要な機能

　共感尺度の重要な特徴は，それがクライエント中心であるということである。尺度の項目は，クライエントにとって有益または無益と見なされる行動を測定するので，この評価ツールは，クライエントが看護職に何を望んでいるかを測定し，また共感教育の目的とも一致する。クライエントの貢献により，項目群が自然な状況，すなわち看護職とクライエントあるいは重要他者との関係を代表するものであることが確実となった。支持的な対人コミュニケーションを開始することに関係していることより，この尺度は，La Monica（1981）の共感の定義に準拠している。

　クライエントが看護職との対人関係において何を望んでいるかを重要視した共感の構成は看護職がいつ共感を示しているかを知ることを可能にする。加えて，この尺度は看護職に必要な共感スキルに関する情報を看護教員に提供する。

　更に，尺度項目の評価方法を示した使用者マニュアルを提供したことも共感尺度の特徴である。目的は，著者が評価の方法を適切かつ詳細に示すことによって尺度の信頼性を向上させることができるという Bergin と Garfield（1971）また Marshall（1977）の指摘に準拠し，尺度の信頼性を確保することである。詳細を提示することによって測定誤差が減る可能性が高い。

4.4　評価：新しい測定尺度の信頼性と妥当性

　この節では，共感尺度の信頼性と妥当性のエビデンスを検証する。妥当性についての問いを以下に示す。

a）共感に関して聞かれる可能性のある問いを，尺度の項目が網羅しているか（表面・内容妥当性）

b）新しい尺度で測定される能力が既存の共感尺度で示される能力と相関しているか（併存妥当性）

c）新しい共感尺度の得点と理論的に関連の深い尺度得点と相関しているか（構成概念妥当性）

　信頼性についての問いを以下に示す。

a）看護職の共感尺度得点の，2～4週間後との相関（テスト−再テスト信頼性）

b）すべての尺度項目が共感性を測定しているかどうか（内的信頼性）

c）すべての尺度項目が低得点から高得点を区別できるか（内的弁別力）

d）訓練を受けたすべての評価者が，高い共感者と低い共感者を一貫して区別できるか（評価者間信頼性）

　共感尺度を開発して検証し，信頼性と妥当性を検討した。調査の順序に沿って妥当性から報告する。尺度の初期調査は，表面・内容妥当性，併存妥当性，および構成概念妥当性と関連していた。

　最初の調査は表面妥当性に関するものであった。尺度項目は Rogers 理論の専門家会議（n = 6）により，独立して調べられた。5人は看護学領域から，1人は臨床心理学領域から選ばれた。全員が臨床での仕事，教育または研究において Rogers 理論を利用していた。専門家会は表面妥当性を確立するために2つの方法を採用した。

　まず，共感尺度上の項目が La Monica（1981）の ECRS の項目にどの程度関連し

ているかについてコメントを求められた。委員らは，研究者の共感尺度上の項目に類似していたECRS上の任意の項目を紙面にリストアップした。

　本研究において開発された共感尺度がECRSと直接一致することを証明することを意図したものではなかった。目的は，研究者が開発した新しい尺度がECRS内の着想をどの程度含んでいるかを特定することであった。ECRSの開発におけるLa Monicaの共感の定義は新しい共感尺度の開発に影響を与えたので，重要であった。

　専門家会議の大多数は，ECRSの項目の75％を新しい共感尺度の項目と組み合わせた。ノンパラメトリック検定（Kappa係数）による統計分析は，この結果が偶然的である確率が非常に低いことを明らかにした（p<0.0001）。

　さらに，専門家会は，共感尺度の項目が共感の指標であるかどうかについてコメントするよう求められた。全メンバーが尺度上のすべての項目が共感の有無の指標であることに同意した。以上2つの方法により，この評価票の表面妥当性が示された。

　共感教育プログラムの目的を反映していることによって共感尺度の内容妥当性を示すことができる。それでもなお，「共感について聞かれる可能性のあるすべての質問を反映しているか」と問うことができる。専門家会議は，項目群について先の質問を求められ，また尺度の使用者マニュアルの内容についてもコメントを求められた。項目群への追加は無かった。しかしながら，専門家らは，尺度項目の文言と使用者マニュアルにおける尺度項目の操作上の定義の修正をいくつか提案した。これらが修正された。評価票は共感について尋ねることができる質問を過不足無く表していると結論付けられた。このことによって尺度の内容妥当性が確立された。

　この場合，内容の合理的かつ経験的起源は，研究者と専門家会議の観察と経験に由来したものであった。表面・内容妥当性の方法に対する重大な異議は，ある意味その評価票が妥当であることよりも事実を守ろうとする，ということである。妥当性とは，評価票がある程度持っている特性であり，有るか無いか，ということではない。内容妥当性はその評価票が妥当である範囲の根拠が提供されない限り，十分ではない。一方，妥当性を確立する他の方法では，研究対象の変数の，他の何らかの基準との相関として表す。併存および予測妥当性を含むこれらの方法は，基準関連妥当性と呼ばれることがある。それらは一般に妥当性を確立するためのより客観的な方法であると考えられている（Schalk-Thomas, 1990）。

　併存妥当性を確立するための一般的な方法は，検討中の特性において，新しい評価票の行動が既存の尺度の行動と相関する程度を示すことである。この方法は，既存の測定値が有効である場合にのみ正当化でき，新しいものとは異なる種類の測定値でなければならない。ECRS（La Monica, 1981）はこの要件を両方とも満たして

いたので，研究者の共感尺度と ECRS の同時妥当性を調査するために採用された。

　同様の状況下で，34 人の登録看護師が新しい共感尺度と ECRS について自己評価するよう求められた。2 つの評価票の被験者得点の関係の強さと方向は，ピアソンの積率相関係数（Pearson r）によって調べられた。算出された相関係数は 0.85（p<0.001）であった。これは，新しい共感尺度と ECRS が類似の構成を測定していたことを示している。

　構成概念妥当性は，通常評価票の作成者ではない数人によって時間をかけて確立される。それは，ある評価票の結果と，その評価票の基本となっている理論的概念との関係を調べるために用いられる（Gronlund, 1981）。

　Gough（1984 年の私信）はこの見解について次のように述べている。「…心理学における尺度とテストを概念化する一つの方法は，ある性質，能力，素因が生じ得る人を識別するためのツールとして見ることである」。したがって，構成概念妥当性を確立するための一般的なアプローチは，2 つ以上のグループが異なると仮定できる新たな状況を調べることである。例えば，共感尺度での高得点者は低得点者よりも優れた聴き手であると認識されるという仮説を立てることができる。

　何人かの理論家は，評価票から得た結果を同じ構成を測定すると考えられる他の結果と相関させることもまた，構成概念妥当性を確立する方法であると示している。その見解は，他の人格の尺度との関係を決定しようとして Grief と Hogan（1973）の Hogan Empathy Scale の調査を繰り返し実施した Johnstone ら（1983）によって明らかにされた。Johnstone らは尺度から得た結果を，同じ構成を測定すると考えられる 16 の異なる人格検査と相関させることによって構成概念妥当性を検証した。相関関係により，Hogan Empathy Scale の固有の心理的意味として，特性的共感性の尺度，あるいは共感的傾向が確認された。

　Messick（1989）は，相関分析を構成概念妥当性の主要なアプローチとして再確認し，同じ構成概念の異なる尺度が収束または相関するべきであることを示した。間違いなく，ECRS 上の 34 人の被験者の得点と新しい共感尺度との間の高い相関（r＝0.85）は，新しい尺度の構成概念妥当性を裏付けている。

　信頼性は，通常評価票が一貫した結果を出す能力（Treece と Treece, 1982），または測定誤差が最小限に抑えられる程度（Nunally, 1972; Polit と Hungler, 1983）として定義される。研究で使用された尺度の信頼性が十分に推定されない場合，その研究の全ての結果は慎重に解釈されなければならない。

　共感尺度の信頼性の推定方法には，①テスト-再テスト信頼性，②尺度項目間の内的信頼性，③尺度項目の内的弁別力，④評価者間信頼性などがある。

　テスト-再テスト信頼性は，評価票で一度測定し，その後しばらくして同じ被験

者に再度測定する（再テスト）ことによって2組のデータを作成することが不可欠である。その期間は，忘れてしまうために十分な長さであるべきだが，変化が起こると予想されるほど長くてはいけない（Fox, 1983）。

　開発した尺度のテスト−再テスト信頼性は，2〜4週間の間隔を開けて32名の登録看護師を対象として調べた。信頼性の推定値には，2つのデータセットのピアソンの積率相関係数を用いた。相関係数は0.90であった（p<0.001）。

　この場合，測定され，自己報告された共感の状態は調査対象者においてあまり変化しないことが予測できたので，選択された期間は適切であると考えられた。これまでの研究（Reynolds, 1986）で，被験者が共感教育を受けていない場合，自己報告された共感の常態は測定間で有意に変化しないことが明らかとなっている。

　内的信頼性，または一貫性は，データ収集方法の均一性に関係している。ここでのリサーチクエスチョンは，尺度上のすべての項目が適切な概念に焦点を当てているか，である。Fox（1983）は，内的信頼性の指標に関するいくつかの方法を特定している。以下に示す。

a）観察された項目間相関または共分散に基づいて信頼性の推定値を計算する。

b）代替可能な類似のテストとの結果を相関させる，または同じテストを2つの部分に分割して相関を調べる。

　前者の方法は，Cronbach' α と呼ばれる信頼性係数を用いて共感尺度の内的信頼性を調べるために選択された。α 係数は，尺度の項目間の等質性と分割点の正確性に関する折半法の限界を回避するものである。

　項目が標準化されている場合，α 係数は，尺度内の項目の平均相関に基づいている。この方法は，目的と実施を意図した被験者グループに対して慎重に構築されてきた共感尺度（標準化尺度）に適している。

　共感尺度は，尺度上のすべての項目がある共通の本質の構成要素，すなわち共感を測定していることにより，互いに相関しているという想定に基づいている。この想定は，103人の登録看護師に本尺度を用いて自分自身を評価するよう依頼することによって検討された。本尺度のCronbach' α が計算された。信頼性係数は0.90であった。個々の項目が尺度の信頼性にどの程度影響するかは，各項目が尺度から削除されたときの α 係数を計算することによって調べることができる。これにより，単一の項目を削除しても尺度全体の信頼性が有意に上昇しないことが明らかになった。その結果，尺度上のすべての項目はこの時点では残された（付録2参照）。

　次の調査は尺度の内的弁別力であった。ここでのリサーチクエスチョンは，個々の項目が得点の高い人と低い人をどの程度弁別できるか，である。「高・低共感者の得点が，各項目において正しい方向を示しているのか」という質問に答えるため

の，信頼性の重要な側面である。例えば，構成概念を支える理論によれば，高感情移入者は一貫して感情を探究し，はっきりさせようと努める（尺度項目 1），指図し，気をそらせるようにそむける（尺度項目 2）は一貫してしない。これらの項目が，高い共感者を低い共感者から区別できなかった場合，信頼性の低い指標であると見なすことができる。

　共感尺度の内的弁別力は，統計的にファイ係数と呼ばれる相関検定によって調べられる。作成した評価票で自己評価した 103 人の登録看護師の得点を調べた。各項目の看護師の得点の上位 3 分の 1 と下位 3 分の 1，および評価票の合計得点を分析に用いた。ファイ係数は，上位および下位グループの得点を，各項目ならびに尺度全体の上位および下位スコアと相関させることで計算された。

　ファイ係数が対処している問題は，尺度内の項目と尺度の全体得点との相関の程度である。本研究において，ファイ係数の値は，尺度内のすべての項目が低得点者から高得点者を分別することを示唆した（付録 3 参照）。値は，項目 4 の完全な相関 1.00 から項目 9 の 0.68 までの間に分布していた。ほとんどの値は約 0.80 以上であった。これらの相関係数の有意水準は $p < 0.0001$ であった。

　項目 9（方向性を与える・提供する・もたらす）は，評価票と許容可能かつ有意な相関関係を示した（$r = 0.68$）。ただし，尺度内の全ての項目の内，相関が最も弱いため，この評価票が自己報告の手段として使用されていない場合にはこの項目をさらに検討する必要がある。この時点では，項目 9 は他の項目ではカバーされていない援助行動を記述していたため，項目群に残された。

　更に考慮すべき信頼性検証の方法は，評価者間の合意である。この方法は，2 人以上の評価者が同じ現象を観察することによってデータを収集する状況に適している。評価者が訓練され，評価を行うための指示が明確である場合，得点間の相関（評価者間信頼性）は高いはずである。この機会は，録音されたカウンセリングの記録から，看護師の評価を共感尺度で実施するための訓練をする主研究において得られた。

　新しい共感教育の主研究の前後に，3 人の評価者が，録音された複数の看護師とクライエントの言語的相互作用を同時に，独立して評価した。得られた記録は，評価者間の信頼性の程度を確立するために使用された。

　Polit と Hungler（1983）は，評価者の訓練は研究準備の重要な段階であり，無視すべきではないと指摘している。評価者は，研究の目的，評価される行動の性質，サンプリング方法，正式な評価票について十分に熟知している必要がある。

　訓練は，観察の目的について研究者と評価者で議論することから始まった。共感尺度の個々の項目とその操作的定義について，相互理解に達するまで検討・議論された。

12 の尺度項目について，評定者間に共通理解が得られたら，付録１の評点尺度を使用して，録音された看護職−クライエントのカウンセリングの面接記録を独立して評価するように求められた。３人の評価者から得られた合計得点（範囲：０〜72 点）は以下のとおりである。

評価者１　52 点
評価者２　56 点
評価者３　51 点

項目ごとに結果を調べたところ，３人の評価者全員が項目１と９の２項目に異なる得点をつけたことが明らかとなった。９項目においては２名の評価者が合意したが，１名はリッカートスケールで１点異なっていた。残りの１項目では，２人の評価者が合意したが，３人目の評価者は２点の開きがあった。評価者間信頼性は，その時点毎に，ペア評価者間における合意率で計算された。

以下の式が使用された。

$$合意率＝合意の数/合意＋非合意の数×100$$

この概算の結果と評定者間の非合意の程度を**表１**に示す。

表１　１回目の評価者間信頼性の推定

	完全一致	1 点差	2 点差	3 点差	完全一致率
評価者１と２	３項目	８項目		１項目	25％
評価者１と３	４項目	６項目	２項目		25％
評価者２と３	３項目	７項目	２項目		25％

その後，評価者らが評価票をどのように採点したかについての議論が行われた。このことにより，特定の尺度項目の意味についてさらに議論が進められた。次に，評価者は録音された看護職−クライエントのカウンセリングインタビューの記録から，新たな被験者を採点した。３人の評価者から得られた合計得点は以下の通りである。

評価者１　25 点
評価者２　29 点

評価者3　24点

　評価者間信頼性はこの時点では満足できるものとはみなされなかったが，いずれの結果も評価者は一致した傾向で評定していることから，共感性の高いまたは低い被験者を認識していることが示された。ただし，この段階で2つの項目については完全に合意に達した。8つの項目については，2人の評価者が合意したが，3人目の評価者は他の2人とは1点の開きがあった。項目11と12では，2人の評価者が合意したが，1人の評価者は2点の開きがあった。ペア評価者間の一致率を**表2**に示す。

表2　2回目の評価者間信頼性の推定

	完全一致	1点差	2点差	完全一致率
評価者1と2	7項目	5項目		58.30%
評価者1と3	4項目	6項目	2項目	33.00%
評価者2と3	5項目	5項目	2項目	41.25%

　この結果をふまえ，看護職の被験者を評価者がどのようにして評価したかについて，特に評価者間の合意が最も貧弱な項目に対する議論が始まった。2つの問題のある項目は音声トーンに関連していた（項目11と12）。録音をもう一度聴き，評価者らは合意を得ることができた。その時点で，合意形成が困難である一因は，1名の評価者が録音されたインタビューデータを評価するための経験が不足しているからであることが分かった。また，共感尺度の項目を評価するための標準的な方法を統一する必要があるとも感じた。そこで，研究者と評価者とで議論し，この評価票で採点するための一般的な方法について最終的には共通認識に至った。
　まず，評価者は看護職と患者によってなされたすべての発話を検討するはずである，と判断した。この判断は，一部には，共感の判断が測定単位によって影響されることを示す研究によって影響を受けた。
　例えば，MintzとLuborsky（1971）は，治療セッションの断片とセッション全体に基づく評価との間には相関関係がないことを見出した。カウンセリングの面接で共感の正確な判断を下すには，簡単な断片の測定では十分でないと結論づけられた。次いで，共感尺度のポジティブ項目について最も適切な応答を決定するために，評価者はクライエントの現在およびそれまでの行動を知る必要があるということで意見が一致した。例えば，クライエントが方向性を示すための2つのきっかけを示し（項目9），看護師が両方とも受けとめた，と判断した場合，評価者は常に

当てはまる（100％）と評価する。一方，被験者が言語的手がかりに両方とも反応しなかった場合，当てはまらない（0％）と評価する。

　ネガティブ項目の採点のために，評価者は，被験者によってなされたあらゆるネガティブな発話を調べることに賛成した。これらの発話は，尺度のネガティブな項目（例えば，誘導，指示やすり替え，言語・非言語的なコミュニケーションの無視）に分類されることになる。次に，評価者は発話の総数における，特定のネガティブ項目の頻度によって被験者を採点する。

　最も問題のある項目は，声のトーンに関する項目であった（項目11と12）。これまでの研究では，人が言語的コミュニケーションを解釈するとき，発話の内容よりも声のトーンによってより多くの不一致が説明されることを示唆している（Argyllら，1970; Kunst-Wilsonら，1981）ことから，これら2項目は尺度に含まれている。ところが評価者らは，声のトーンの採点は尺度の他の項目と比べ，より評価者の好み（例えば，良い・好ましい）に左右されることを示した。声のトーンの評価は，観察された関係性における，看護職に対するクライエントの反応によって判断されるべきである，ということで評価者間の意見が一致した。さらに，肯定的な声のトーンの得点は，否定的な声のトーンの逆になる。例えば，評価者が項目11（適切な音声トーン）を，常に当てはまる（100％）と採点した場合，項目12（不適切な音声トーン）は，当てはまらない（0％）と採点されるべきである，ということになる。

　訓練日の後，評価者らは独立して5本の新しい録音を評価するよう求められた。評価者間信頼性を調べるためには3番目と5番目の録音のみを使用した。その理由は，5本の録音すべてに完全に集中し，かつ評価者間の影響が取り除かれ，また評価者が更に練習できるという利益が得られるからであった。3番目の録音から得られた評価者の合計得点は以下の通りである。

評価者1　52
評価者2　53
評価者3　54

　ここでは，3名の評価者全員が4項目において合意に達した。残りの8項目では，2名の評価者が合意したが，1名の評価者は他の2名の評価者とリッカートスケールで1点異なっていた。ペア評価者間の一致率を**表3**に示す。

　評価者から得られた最後の録音の合計得点は以下の通りである。

評価者1　29
評価者2　31

表3　3回目の評価者間信頼性の推定

	完全一致	1点差	完全一致率
評価者1と2	7項目	5項目	83.0%
評価者1と3	4項目	6項目	33.0%
評価者2と3	9項目	3項目	75.0%

評価者3　32

　これらの結果を項目毎に調べると，3名の評価者全員が7項目で合意に達したことが明らかとなった。残りの5項目で，2名の評価者は合意したが，1名の評価者は他の2人の評価者とリッカートスケールで1点異なっていた。ペア評価者間の一致率を**表4**に示す。

表4　4回目，訓練中の評価者間信頼性の推定

	完全一致	1点差	完全一致率
評価者1と2	11項目	1項目	91.6%
評価者1と3	8項目	4項目	66.6%
評価者2と3	7項目	5項目	58.3%

　最終的な評価者間信頼性評価（予備調査）は，いくつかの理由から，満足できるものであると研究者とそのスーパーバイザーによって判断された。まず，共感尺度の評価者間信頼性に関する文献検討によって，この研究によって開発された新しい共感尺度は，認知行動的共感の他の2つの一般的な尺度と同等の信頼性係数であることが明らかとなった。例えば，Truax と Mitchell（1971）は，Truax Accurate Empathy Scale について 42～95% の範囲の評価者間信頼性のリストを 40 本の論文から提示した。Rogers（1967）は，当初はそれほど良好ではない信頼性係数を報告していた。La Monica の共感尺度について，Reynolds（1986）は 46～93% の範囲の評価者間の合意を報告した。

　新しい共感尺度の，必ずしも全ての項目についてについてペア評価者間で完全な合意に至ったわけではなかったが，評価者間信頼性において，7点のリッカートスケール上の1点分に過ぎなかった。結果を検討すると，評価者がつけた共感尺度の得点は，評価者の訓練中に収束する傾向があることが明らかとなった。この結果は，評価者の採点基準にばらつきがあったことを意味するものではない。

　評価者間信頼性は，新しい共感教育の際に採点された被験者の共感得点の研究において，教育後に更に調査された（第5章）。この研究は，対照群と実験群の被験

者の，臨床業務の全ての録音を分析することによって行われた。分析されることになっていた最後の録音を，3人の評価者全員が独立して評価するよう求められた。3人の評価者から得られた合計得点は以下の通りである。

評価者1　44点
評価者2　45点
評価者3　42点

　ここでは，3名の評価者全員が5項目で完全合意に達した。残りの項目では，2名の評価者が合意したが，1名の評価者はリッカートスケールで1点異なっていた。ペア評価者間の一致率を**表5**に示す。

表5　被験者の共感性に関する主研究後の評価者間信頼性の最終推定

	完全一致	1点差	完全一致率
評価者1と2	11項目	1項目	91.6%
評価者1と3	6項目	6項目	50.0%
評価者2と3	5項目	7項目	41.6%

　これらのデータを調べると，評価者間の信頼性がかなり安定していたことがわかる。ペア評価者間の完全な合意は訓練が行われてからわずかに低下しており，差があったものの，7点尺度で1点に過ぎなかった。これは第5章で報告される通り，共感を提供する能力に関する研究において評価者が被験者を採点する際に，統一されていない基準を使用している可能性が低いことを示している。

　新しい共感尺度の信頼性と妥当性の検証結果を要約すると，

a) 共感尺度は，共感を示す能力について問われる可能性があるすべての質問を適切に表しており，尺度項目の75%がECRSの項目を反映していた（表面・内容妥当性）

b) 新しい尺度とECRSとの間の有意な高い相関によって尺度の併存妥当性が確立された

c) 併存妥当性を支持するエビデンスにより，評価票の結果と尺度が測定することを意図している能力との間に関係があるという見解が裏付けられた（構成概念妥当性）

d) 看護職における前後2回の得点間の有意な高い相関関係により，本尺度に対するテスト–再テストの信頼性が確立した

e) 全ての尺度項目が共感性を測定しているというエビデンスにより，尺度の内的信頼性が確立した

f) 全ての尺度項目が高・低共感者を区別しているというエビデンスにより，尺度の内的弁別力が確立した

g) 訓練を受けた評価者全員が，尺度上の同じ傾向かつ近い得点を示したというエビデンスにより，十分な評価者間信頼性が確認された

4.5　共感を測定するための尺度のまとめ

　この章では，クライエント中心の共感尺度を開発する必要性が支持された。これまで，臨床看護に関連する共感の定義を見つける必要があると主張されてきた。クライエントと看護職との関係におけるクライエントの認識が，看護における共感の意味の構築を明らかにすることが示唆された。新しい共感尺度，および使用者マニュアルの開発は，看護職がいつ共感しているのかがわかる手段を提供する。

　新しい共感尺度の信頼性と妥当性に関する調査は満足できるものであった。とはいえ，重要な問題は評価者が共感を測定していたのか，あるいは何か他のものを測定したのか，ということであった。この研究で使用されている共感尺度は，そのような批判を克服するために開発・検証された。その方法には，尺度項目のための操作的定義の開発と使用者マニュアルの提供が含まれていた。これは正確な解釈を可能にするためのものである。これまでに示したように，看護職とクライエントによってなされた全ての発話を評価するリッカートスケールを採点する方法が確立された。評価票の採点は看護職が言ったことだけではなく，クライエントの現在の行動と，先行する行動に対する最も適切な反応に基づいていた。臨床面接全体を通して評価者に提供された訓練の厳しさ，また全ての発話を研究するために開発された方法は，評価者が共感以外の何かを測定している可能性を減らすこととなった。さらに，評価者の合意の結果は，全ての評価者がこの尺度を使用して測定し，高・低共感者を容易に区別することができることを示している。

　本研究で使用された共感尺度の項目は，有用あるいは有用ではない関係についての，クライエントの認識が多く用いられてきた。このことは，尺度項目が臨床看護に関連しているだけでなく，定義できることを示唆している（Reynolds, 1994）。クライエントが対人関係の微妙な違いや効果的な要素を認識し，識別できるのであれば，専門家がそれらを認識するように訓練できるはずである。これは，本研究中の被験者の評価得点が，看護職とクライエントの関係で実際に起こっていたことを正確に解釈できたことを示唆している。以上より，この共感尺度が有効であることが示された。

65

5 ソリューション Part 2：尺度を使用して，看護職が共感を示すのに役立つ教育課程が開発された

Solution, Part 2: Using this scale, a course has been developed which does help nurses to show empathy

　この章では，看護職が共感を示すことができるようになるための効果的な教育方法の必要性と，それに関連するリサーチクエスチョンについて考察する。まず看護職が共感を示すのを支援する共感教育課程の開発と特徴を説明する。リサーチクエスチョンに関する調査結果と教育課程の有効性の評価はこの章の最後の部分に示されている。

5.1 必要性：看護職が共感の示し方を学ぶのを支援する効果的な方法について

　この節では，次のことが示されている。

a) 看護職が臨床状況において共感を示すのを支援する効果的な手段を考案する必要があったこと

b) 看護職の教育に対する態度が共感を示すのを妨げるかどうかを理解する必要があったこと

c) 共感教育のどの部分が看護職の共感を提供する能力に影響するかを調べる必要があったこと

d) 臨床環境のどの変数が看護職の共感を提供する能力に影響を与えるかを理解する必要があったこと

　既存の共感教育課程（第3章参照）に関する懸念は，主に，共感を提供する看護職の能力が実際の臨床の現実にまで影響を及ぼし得るかということであった。教育課程が管理された臨床的要素を提供したとしても，それらの教育課程には看護職が関与していなかったため，臨床看護で学習成果が再現できるというエビデンスは無かった。臨床的共感が支持されていないような臨床環境では，訓練の成果は持続しないかもしれないという懸念があった。いくつかの看護研究で報告されている学習成果には，共感を提供する能力が反映されていないのではないか，という疑問が

あった。

　懸念は，評価が，看護職の臨床業務に関連する質や行動を測定する評価票について，訓練を受けた観察者からの客観的評価ではなく，学習の主観的印象に依存している傾向から生じていた。

　経験的ワークショップが臨床看護に影響を与えるというエビデンスが欠如していることを考慮すると，臨床で看護職が共感を提供するのを支援する手段が必要であるということを教育者が示すことは論理的であった。このことは，臨床的共感に対する主要な障壁は臨床環境に存在している，という文献（例えば McKay ら, 1990）によって示された。共感への障壁には，因習的な組織化による看護業務，クライエントの感情的苦痛があまりにも強い場合にリスクを冒すことへの恐怖などが含まれている（Hughes と Carver, 1990）。

　状況的学習の理論（Lave と Wenger, 1991）は，看護職が実際の臨床状況，つまり共感が適用されるクライエントとの現実の関係の中で共感の構成を学習するために支援が必要であることを示唆している。よって，この章で後述する教育課程の設計には臨床の要素が含まれている。臨床に焦点を絞った共感教育は，学習者の行動がクライエントの行動に与える影響を学習させるよう教員に求めることから，より有意義であると思われる。Haggerty（1985）が指摘するように，多くの看護職は言語的な相互作用におけるクライエントの肯定的な成果を特定できないため，看護職-クライエント間のコミュニケーションの有効性に関する即時フィードバックを欠いていることからも，状況的学習は重要である。Guttman と Haase（1972）は，知識を実践に関連付けるようなフィードバックが，学習をより有意義にすることを示しており，このことは臨床分野における共感スキルの保持を強化する可能性が高い。

　これまでの議論から，臨床的共感を提供する看護職の能力に影響を与える可能性がある変数が問題提起された。提起された問いに対する明確な回答は無かったため，本研究では３つのリサーチクエスチョンが特定され，検討された。看護職が共感を示すのを支援するための教育課程の開発を導く前段階として，これらのリサーチクエスチョンを検討した結果，看護職が共感を臨床看護に適用する方法の学習能力に影響を与えるものが把握できた（5.4 節参照）。この段階は，教育課程の開発と試験運用後に生じた。リサーチクエスチョンを以下に示す。

a）看護職の教育に対する態度には共感を示すための学習を妨げるものがあるか？
b）共感教育のどの部分が看護職の共感を示す能力に影響を与えるか？
c）臨床環境のどの変数が看護職の共感を示す能力に影響を与えるか？

5.1.1 質問その1：看護職の教育に対する態度には，共感を示すための学習を妨げるものがあるか？

多くの著名な研究者らは，看護職はクライエントにあまり共感を示さないことを示唆しており（Melia, 1981; McLeod-Clark, 1985; Mackay ら, 1990），看護職自身の態度が共感を示すための学習を妨げている可能性がある。看護職−クライエント関係は問題解決の関係であり，その目的はクライエントの生活に対する満足度を高めることであるという見解がしばしば言明されているにもかかわらず（Reynolds と Cormack, 1990; Chambers, 1994; O'Toole と Welt, 1994），看護職は一般にその見解を必ずしも共有していないかもしれない。

さらに考慮すべき点は，看護職は教育に対して，効果的であっても不慣れな学習スタイルの利用に抵抗を示す可能性があった。この点は，Duncan と Biddle と（1974）によって強調されており，過去の学習経験が他の学習方法に対する学習者の先入観となり，学習態度に影響を与えることを示唆している。これは，この研究の焦点となっている共感教育課程の学習者は，提供されている学習プロセスを受け入れられない可能性があることを示唆している。このような理由から，看護職の教育に対する態度，および彼らが共感教育課程を受講する理由を調査することが必要であると考えられた。

5.1.2 質問その2：共感教育のどの部分が，看護職の共感を示す能力に影響を与えるか？

残念なことに，文献によれば，看護教員は，看護職が共感を提供するのを支援するための最善の方法や，教室での学習を臨床実践に移行する方法を知らないことが明らかになっている（Mackay ら, 1990）。これまでの共感教育課程では，訓練の成果の根拠，学習成果が持続したかどうか，訓練の成果に臨床的意義があるかどうかなどを確認することはできなかった。このことは，看護職がどのように臨床環境で共感を適用することを学ぶかの理解を広げるために，共感教育のどの部分が重要であるかを調査する必要性を示唆した。

5.1.3 質問その3：臨床環境のどの変数が看護職の共感を示す能力に影響を与えるか？

看護文献における主な関心事は，教室を臨床実習に置き換えることができないという報告である。著者らによって提示された議論のうち主なテーマは，看護職養成プログラムが，クライエントが経験した問題の解決を容易にするのに必要な技能を示すための準備が不十分である（Bregg, 1958; Altschul, 1972; Wisser, 1974; Cormack, 1976; Wong, 1979; Macilwaine, 1980; Kreigh と Perko, 1985; Clinton, 1985; Reynolds, 1986; Chambers, 1990; Bishop, 1994）ということであった。この批判は，クライエントの心理社会的ニーズを検出し管理する看護職の能力に関して特に強かった（Melia, 1981; Cormack, 1985; Faulkner, 1985; Reynolds, 1990; Chambers, 1994）。

　臨床環境において学習者としての看護職が経験する様々な社会的背景は，臨床業務における対人関係理論の実装・反映の機会と傾向に影響を与える，と主張されてきた。ある状況では，看護職はクライエントの感情に巻き込まれることを制止する，という Chapman（1983）の観察によると，看護文化の中で看護職の役割と機能について異なる見解が存在することを示唆している。

　看護職が必要な技能と態度を発達させるためには，それらを実践に適用する必要がある。逆説的に，臨床環境の社会的文脈ではこれが起こるのを妨げるかもしれない。構成概念の臨床応用が保証されない限り，共感教育を提供することにはほとんど意味がないことを看護教員は意識する必要がある。

　看護職に対する共感教育プログラムは，これまでのところ期待されたほど劇的に看護実践に影響を与えていないことが示唆されている（Kalish, 1973; La Monica ら, 1987; Reynolds と Presly, 1988; Wheeler と Barrett, 1994）。Morse ら（1992）は，一部の臨床現場における共感の使用の適切性に疑問を呈している。この課題は，看護が組織化される方法が共感性の高い看護に対する障壁として機能する，という結論に基づいている。以前の文献の他の著者によってもこのことは反映されている（Griffin, 1983; Gordon, 1987）。

　著者らによって提示された中心的なテーマは，カウンセリング・心理療法アプローチの基礎となる仮定が，異なる専門家グループによって求められたさまざまな実践状況やクライエントの成果と「適合」する範囲である。Morse ら（1992）によれば，カウンセリングアプローチを支える基本的な仮定は以下の通りである。

　　　共感関係は，専門的なカウンセリングの文脈の中で起こる。カウンセラーは治療
　　　的な一対一の関係を確立するための連続した時間を持ち，カウンセリングの目標
　　　が達成されるまで定期的にクライエントに会う。

　Morse ら（1992）は，通常の業務量の中では看護職は1人のクライエントに30分以上話を聴く時間を費やすわけにはいかないので，共感は急性医療・外科的状況では不可能であると主張する。さらに，クライエントを割り当てるという性質が継続的な関与を保証しないこと，看護職とクライエントの関係は通常10日以内にクライエントが退院すると終了することを示した。

　これまでに引用されたエビデンスは，人員配置の程度，病棟環境，クライエントの臨床的問題の種類によって影響を受ける臨床看護の組織的背景が，看護職とクライエントの言語的相互作用の性質に大きな影響を与える可能性を示唆する。

5.1.4　生じた質問のまとめ

　この節では，次のことが示された。

a）これまでの共感教育によって看護職が実際にクライエントに共感を示すことが可能になったかどうかについての懸念。臨床的共感を示すために看護職を教える効果的な方法の必要性

b）クライエントとの関係の現実の場面で看護職が共感の構成概念を学ぶための支援の必要性

c）共感教育課程の開発の最終段階として生じたリサーチクエスチョンは，看護職の共感を提供する能力に影響を与える変数に関係していた。これらの変数は，①看護職の教育に対する態度，②効果的な教育課程構成要素，③看護職の臨床環境であった。

5.2　方法：看護職が共感を示すのを支援するための共感教育課程の開発段階

　この節では，次のことが示されている。

a）共感教育課程の開発段階における①文献検討，②対人関係技能の指導に関する教師の経験の検討

b）クライエント中心の共感尺度によって測定でき，登録看護師のグループで試験された，対人関係の条件を提供できるように看護職に教えるための通信教育課程の開発

c）共感教育課程実施の前後に半構造化面接によって調査された看護職の教育に対する態度

d）3〜6か月後に半構造化面接によって調査された共感教育課程の構成要素の有効性

e）教育課程前後の面接と支援状況に関する質問票によって調査した，臨床環境の変数が共感を提供する看護職の能力に影響する程度

f）面接と質問紙による共感教育課程の信頼性・有効性

5.2.1　開発段階の概要

　共感教育課程は3段階を経て開発された。各段階については，この節の後半で詳述する。

まず，個人的な経験と共感がどのように学ばれるかに関する文献を熟考した。これは，看護職が臨床の場で共感を示すのを支援する効果的な方法を考案するために行われた。

次に，教育課程が開発され，様々な臨床の専門分野の登録看護師によって試験運用された。これは，教員が共感教育課程の特徴に慣れるために行われた。

最後に，共感を提供する看護職の能力に影響を与える可能性がある変数を文献から特定し，調査した。これは，特定の変数が，共感を提供する方法を学ぶ看護職に制約を課しているかどうか，教育課程のどの構成要素が有効であるかを特定するため行われた。5.5節では，看護職の共感を提供する能力と，同時に調査されたりサーチクエスチョンの結果が報告されている。

5.2.2 第1段階：看護職が共感を提供するために教える教育課程の起源

既存の教育課程は看護職が臨床業務中に共感を示すために明らかに役立っていなかったので，新たな方法を開発する必要があることが結論付けられた。新たな共感教育課程が研究者の学習の蓄積，臨床と研究，教育デザインの原則などを起源に開発された。

看護職を対象とした対人関係の様々な教育経験から，教室での学習を臨床実習に移行することが困難であることが見出され，実際の訓練状況で共感を実践する機会を提供する教育課程が必要であることが強調された（Reynolds, 1982; Reynoldsと Cormack, 1990）。臨床業務中の学習者の経験は豊かな学習の原動力を増幅し，自身の世界に関連するトピックについて学びたいという雰囲気になった。この経験による仮定は，成人教育に関する文献（Knowles, 1980），学習方法を学ぶことを学習者に教えることを目的とした，教育的アプローチの専門家との協力によって補強された（例えば Novak と Gowan, 1986）。

以前に実施した学習者としての看護職の共感に関する研究から，共感を教えるためのより構造化されたアプローチの必要性が示唆された（Reynolds, 1986）。その研究結果により，臨床研究の準備ができていないこと，臨床実践を提供しようとする試みがほとんどないこと，トピックを学生に紹介する教育者の程度が様々であることがわかった。以上の懸念は第3章で報告されている既存の共感教育課程の限界によって強まった。

看護における対人関係の側面を教えた経験のある同僚と共に，10年以上にわたって得られたすべての経験を検討した。そこで，看護職が自分たちの臨床実践の研究から学ぶのを支援する共感教育課程が必要であるという見解が浮上した。新しい共感教育課程の内容とデザインはこれらの議論から発展した。この時点で，クライエントの観点から共感を提供する看護職が能力を定量化する尺度が必要であることが

認識されていた（第4章参照）。クライアントの言語による共感を提供することを教えるために，通信教育の要素を含む教育課程が開発された。この新しい教育課程は登録看護師を対象に試験的に実施された。得られた経験により，教員はこの教育課程で学習者を支援する方法を学ぶことができた。

5.2.3　第2段階：看護職に共感を提供する方法を教えるために通信教育課程を採用することの決定

　共感教育課程の特徴は次の節で（5.3）詳しく説明するが，通信教育学習モードを使用することが教育課程の開発段階で決定されたため，ここで議論する。通信教育学習が必要であったのは，多くの潜在的な学習者が研究所から離れた地域で働いていたからである。多くの看護職にとって，移動にかかる費用と時間，そして特に冬の間の交通制限のため，教育へのアクセスが困難であった。

　解決策は，それぞれの学習者がいる場所に教員が移動することなく対面の接触，また一対一のスーパービジョンを提供することであった。教育課程の受講者は，電話やファックスで，可能であれば電子メールやビデオ会議で個人のスーパーバイザーに連絡することも奨励された。通信教育学習法が開発され，学習者は仕事や家族との約束にパートタイムの教育を適合させることができ，距離によって生じる教育へのアクセスの問題が減少した。学習者が研究所に通うのが必要な唯一の教育課程部分は2日間のワークショップであった。

　臨床業務の定期的な一対一のスーパービジョンの提供は，通信教育学習の典型ではない。しかしながら，自発的な学習パックの提供と，遠隔地で勉強する学生がグループとして集まる機会は，通信教育学習プログラムの典型的な要素である（Robinson と Shakespeare, 1995）。

5.2.4　第3段階：3つのリサーチクエスチョンに対する答えの発見

　リサーチクエスチョンは，教育課程前後の面接（付録4参照）と支援状況の質問票（付録5参照）によって調査された。面接は，実験群の看護職を対象に，開発された共感教育課程を開始する直前と3〜6か月後に研究者によって実施された。支援状況の調査票は，実験群の看護職を対象に，クライアントとの臨床実践の直後に記載された。

5.2.4.1　質問1に回答するための面接方法

　1つ目のリサーチクエスチョン

　看護職の教育に対する態度には，共感を示すための学習を妨げるものがあるか？

この質問は，教育課程前の面接計画のすべての質問と，教育課程後の面接計画の質問1によって調べられた。教育課程前の面接の質問はDuncanとBiddle（1974）の学習モデルの影響を受けて選択された。彼らは，教育の有効性を検討する際には，教育課程前の変数，プロセス変数（教育中），教育の成果を考慮に入れる必要があることを示唆した。教育課程前の面接の目的は，看護職を教育に参加させた動機とその形成体験を探求することであった。学習の形成経験は，教育に対する態度に寄与する可能性が高い。態度は教師が調整しなければならない状況変数である。一つ目のリサーチクエスチョンの調査に使用された質問の理論的根拠は付録6で確認できる。

5.2.4.2　質問2に回答するための面接方法

　2つ目のリサーチクエスチョン

　どのような共感教育の要素が看護職の共感を示す能力に影響を与えるか？

　この質問は，教育課程後の面接計画の質問2によってダイレクトに調査された。教育課程後の面接のあと2つの質問は，教育課程構成要素の一部は他の構成要素よりもなぜ効果的であると考えるのか，看護職の洞察をさらに促すことが期待されていた。教育課程後の面接のための質問は，学習に影響を与えるもの（プロセス変数）と学習の長期的効果（結果変数）を調査する必要があるというDuncanとBiddle（1974）の見解に影響を受けて選択された。二つ目のリサーチクエスチョンの調査に使用された質問の理論的根拠は付録6で確認できる。

5.2.4.3　質問3に回答するための面接方法

　3つ目のリサーチクエスチョン

　どのような臨床環境の変数が看護職の共感を示す能力に影響を与えるか？

　この質問は，教育課程前後の面接の3番目の，学習の障壁に関する質問と，支援状況に関する質問票によって調査された。支援状況についての質問票は，共感教育課程の6回シリーズのうちの5回目である，スーパーバイズを受ける臨床面接の後，看護職が記載した。質問票の合理的な項目は付録6で確認できる。
面接と調査を実施する前に，信頼性と妥当性を検証した。

5.2.4.4 面接方法の信頼性と妥当性

繰り返し行われても同じである（信頼性）面接のために利用された方法は以下の通り。

a）回答者が理解できる範囲を決定するため，スーパーバイザーと同僚によって面接の質問の精査

b）共感教育課程の看護職の反応を検討し，質問が曖昧かどうかの判断

c）インタビュアーのバイアスと面接対象者への反応の多様性について，適格な評価者による試験的面接の実施

d）すべての被験者に対する同じ状況での面接

e）データ分析のために確立されたコーディングシステムの信頼性を検証するための，2人の評価者による試験的面接の録音記録の精査

質問は回答者に理解され，インタビュアーは客観的であり，すべての被験者が同じ方法で質問されたことが公開された。コーディングシステムに関して，評価者は研究者のカテゴリに95％以上で同意し，研究者によって特定された概念は面接対象者から得られたデータによって支持されたことが示された。

測定しようとすることが測定できる（妥当性）面接のために利用された方法は以下の通り。

a）特定の学習モデル（Duncan と Biddle, 1974）における変数を反映した質問を選択

b）面接対象者の発話に対する研究者の解釈と，面接対象者・独立した評価者の解釈との比較。すべての評価者の独立した解釈は90％以上の一致率であった。

c）面接対象者の発話内容を表すテーマの開発と，それぞれの一般的なテーマに包含される特定の概念の識別を含む，内容分析におけるコーディングのルールの確立。ゆえに，研究者はまずコンテンツを一般的なテーマに割り当て，次に一般的なテーマに包含されている特定のできごとと感情を識別した。

5.2.4.5 調査方法の信頼性と妥当性

面接計画と同様に，曖昧な質問を避けるように注意が払われた。最初の質問草案は教師の経験から生まれたものなので，明確化のために指導者と同僚の教員によって再検討された。

次に，質問紙は共感教育課程（n＝18）の学習者を対象に予備調査が実施された。これにより，いくつかの質問は，適切・詳細な回答を引き出していなかったため，再構成された。

改訂版は，共感教育課程の20人の看護職を対象に再度予備調査された。すべての事例の回答は，適切，具体的，かなり詳細であった。質問は回答者によって明確に理解されていると結論付けられた。

研究環境の観点から，記憶違いや偏見を避けるため，臨床面接の直後に質問紙に回答することの重要性が強調された。すべての回答者は予備調査中にこれを行うことができたため，評価票の信頼性に大きな影響を与えた。

この評価票の表面・内容的妥当性は，質問の元となったものに依っている。質問紙と誘発された回答は同僚の教員によって精査された。彼らは，質問が共感教育課程における臨床実践の状況について問うことができる質問のすべてを表していると結論づけた。以上の論点は，その教育課程で学習者をスーパーバイズするという経験から，彼らはよく分かっていた。

回答の豊富さと率直さから，質問紙は妥当であることが示唆された。学習に対する障壁の詳細で具体的な説明，また困難に関する個人的な感情は，これらのデータが現実を説明しているという見解を強めた。この見解は，質問紙を完了した看護職との教育課程後の面接から得られた同様のデータによって確認された。

最終的な妥当性の問題には，データのコーディングのルールを開発する方法が含まれていた。新規のコーダが，予備調査から得られたデータのためのコーディングシステムを起動するように依頼された。開発されたコーディングシステムは，英語に関する彼女の知識に基づいており，研究されている現象の先入観に基づいていない。この方略により，職業的偏見による潜在的な限界やそれまでの見解が，ある程度は緩衝された。データに語らせることが可能となった。WeisbergとBowen（1977）は，回答者が実際に使用しているカテゴリをコーダが識別し，それをコーディングの体系に使用するというこの方法を，コンテキスト・アプローチと呼んでいる。

新規のコーダによって開発されたコーディングシステムを研究者と同僚が精査し，臨床環境に存在することが知られている多数のカテゴリがこれらのデータから特定されたことが明らかとなった。ただし，コーディングシステム内のカテゴリが網羅的であるかどうかは依然として問われる可能性がある。つまり，質問に対するすべての回答がカテゴリのいずれかに当てはまる範囲である。コーディングシステムとデータの両方を調べるよう，専門の研究助手が依頼された。この評価者は，新規のコーダによって識別されたカテゴリに反対しなかったが，コーディングシステムにいくつかの新しいカテゴリを追加した。

5.2.5 開発段階のまとめ

この節では次のことが示された。

a) 新しい共感教育課程は，その起源が文献にあり，研究者と同僚教員の，共同研究と教育の経験に基づいている

b) 研究所からの距離の問題により，通信教育学習の多機能を含む共感教育課程が開発された

c) 新しい教育課程は，教師に学習者のニーズを理解して学びを支援する方法を開発する機会を提供するため，登録看護師のグループを対象に試験的に進められた

d) 看護職の臨床的共感を提供する能力に影響を与える可能性がある変数に関する問いは，臨床的共感を示すように設計された教育課程の前・最中・後に調査された

e) 教育課程前後の共感教育に対する看護職の態度，効果的な教育課程構成要素に関する気づき（教育課程後）を，半構造化面接によって調査した

f) 看護職の共感を提供する能力に影響を与える可能性のある臨床環境の変数を，5回目の臨床面接の直後に支援状況質問紙と教育課程後面接によって調査された

g) 予備調査において面接・調査方法の信頼性・妥当性が確認された

5.3　結果：看護職が共感を示すのを支援するための共感教育課程の特徴

　リサーチクエスチョンからの知見が，開発された共感教育課程の必要性をどの程度支持したかは次の節（5.4）で説明する。これから説明するこの教育課程の構成要素とプロセスは，自分の考えや経験を客観的に振り返ることができる，開放的で非防御的な学習者を手助けすることを目的としていた。

5.3.1　共感教育課程の構成要素とプロセス

訓練プログラムはいくつかの要素から構成された。

a) 臨床実践におけるできごとに学習者の注意を集中させるような活動を備えた自己管理的学習のパック

b) 広範囲な文献検索

c) 理論と実践を熟考するため，学習者によって計画されるスーパーバイザーとの1対1の定期的な面会

d) 模擬的実践とグループディスカッションが行われる臨床業務前の2日間のワークショップ。学習者が実際の臨床現場で練習できるようにするため。

e) スーパーバイズされた臨床業務。これは，学習者の実践分野における6つの（音声録音）臨床面接のスーパーバイズされた振り返りで構成されている。

f) 教育課程の目的を反映した認知行動的共感の尺度。この評価票は，ワークショップの活動と臨床業務において，スーパーバイズされた振り返りに焦点を当てる

ために使用される。自己管理的学習の学習パックに含まれており，初期の活動では学習者に評価項目の意味について振り返ってもらう。

教育課程プログラムの質と量は個々のニーズに対する教員・学習者の評価によって決定されるが，教育課程プログラムにおける一般的な道筋は**表6**に示されている。

表6　教育課程プログラムにおける学習者の道筋

初日	教育課程プログラムの紹介
最初の5週間	この間，学習者は1対1のスーパーバイザーとの関係を構築し，学習パックでの作業，文献検討を進める。
5週間の終わり	すべての学習者が臨床業務に備えるための2日間のワークショップ
6週目から完了（9週目）	活動は，スーパーバイザーによる臨床データの振り返りとすべての教育課程プログラムに対する省察から構成される。この間，学習者はレポート課題も作成する。

2日間のワークショップの前に，学生は，教育課程と学習方法を紹介するための導入日に説明された自己管理的学習パックを使用して学習する。最初の5週間に広範囲の文献も読む。文献検索の焦点は，学習パックの各節に関するトピックスに関連している。例えば，共感の治療的意義，共感の操作的定義などである。この間，学習者は読んでいる文献と学習パックの活動から得られた結論に関し，主体的にスーパーバイザーと連絡（1対1または電話）をとる。初期の活動の例は付録11に示されている。

5.3.2　ワークショップ

ワークショップは，教育課程プログラムの最初の5週間の終わり頃に行われる。クライエントとの臨床業務のために学習者を準備することを意図する活動から構成されている。活動は以下で構成される。

a) 録音された看護職–クライエントのコミュニケーションの断片を聞き，教育課程のために開発された共感尺度で支援者の「共感レベル」を評価する

b) クライエントの発言の断片を聞き，その発言に対する高共感の反応を定式化する

c) ロールプレイにおいて共感を実践し，そのやり方についてスーパーバイザーや同僚と議論する

5.3.3 教育課程最後数週間の活動

　教育課程の最後の数週間，学習者は学習パックの広範囲な文献抄読と活動に焦点を当てたスーパーバイザーとの面会を計画し続ける。ただし，この期間中，スーパーバイズのセッションは，6つの録音音声による臨床面接とレポートの下書きの振り返りにも焦点を当てている。臨床業務では，学生に以下を求める。

a）1つまたは複数のカウンセリング面接についてクライエントと契約を結ぶ
b）面接の記録方法についてクライエントと合意する
c）各カウンセリング面接の直後に，スーパーバイザーとの臨床後の面会を計画する
d）スーパービジョンの前に面接の一部を書き起こし，共感尺度の項目を利用して臨床面接の進行を批評する

　スーパーバイザーによる臨床業務の振り返りの間，学習者は自分の音声録音による臨床データを用いて学習することを奨励される。スーパーバイズの振り返りの焦点は，クライエントの物語における多くの要素間の関係である。この観点から，学習者とスーパーバイザーは会話の一般的な流れ，定期的に発生するテーマ，看護職の言語がクライエントの言語に与える影響を考察できる。この方法は，学習者が共感的な関係を構築する応答技能のレパートリーを増やせるようにすることを目的としている。

5.3.4 教育課程プログラムに費やす時間

　教育課程は9週間の期間で設計されているが，実際の時間と配分は個々の学生とスーパーバイザーとの間で交渉された。

　この教育課程は以前の教育課程とは方法論的に異なっている。通信教育の背景から構成され，加えてスーパーバイズ上の関係の性質と機能は学習者の個人的な成長の重要な要素であると見なされている。

　この見解は，カウンセリングと人格発達の性質に関する，それまでの理論的定式化から発展した教育に対するRogers（1969, 1977）の方法に由来している。Rogersによると，個人は，防御がない時に，創造的，信頼でき，前進し，現実的であることが可能となる。彼は，これらの能力は，オープンで双方向の批判的推論関係の特徴を持つ関係において発揮されることを示唆した。Reynolds（1985）は，この点について次のように述べている。「寛容で民主的なスーパーバイズの構造は，学習者に指示が与えられる権威主義的構造よりも効果的に学習を促進する」。

　これにより，理論と実践に関する学習者の内省の促進を目的とした関係を構築す

るために必要な時間は個々で異なるため，教育課程の時間の長さは柔軟であった。これは Novak（1991）がメタ認知と呼ぶプロセスである。教師はまた，学習者の理解を評価し，どのように学んだかを理解し，学習を妨げる可能性のあるスーパーバイズ上の関係の力動に効果的に対応するための時間を必要とする。そのような力動には，無関心，不安，自信の低下が含まれる（Bandura, 1977; Reynolds, 1990）。

　教室環境で状況を実際場面に適用する初期の看護研究とは異なり，この訓練プログラムは学習者が教室と臨床現場の両方で練習することを求めた。プログラムに関連した調査研究は，現実の訓練状況に価値を持たせることを目的としていた。Bandura（1977）は，訓練状況への長期的かつ段階的な暴露により，個別の成果の経験を与えることが可能であると主張している。ここで説明する共感訓練プログラムは，理論的なものから模擬実験室のものまで，最終的には臨床業務を取り入れることにより，学習者に共感への段階的な露出を提供することを意図している。この方法は，Carkhuff と Truax（1965）によって提供された訓練に似ていた。学習パックでは，学習者は認知行動的共感に関する臨床的・研究的知識を紹介される。その後提供される体験学習（教室）で，学習者は録音された看護職–クライエントの相互作用から，この研究中に使用された共感尺度を用いて彼らの能力を評価することを求められる。最後に，学習者のロールプレイとクライエントとの臨床面接が録音され，振り返りが行われる。

　この方法は，対人関係の技法を重視する教育プログラムとは異なる。学習者は技法を直接教えられているわけでも，厳格な定型文的な反応を思い出すように促されているわけでもない。期待されることは，学生は必要に応じて応答を変えることができ，またこれらの応答は臨床的問題の認知的・理論的理解によって支えられていることである。Peplau（1987）が示唆しているように，「カウンセリングの成果は，人々がどのように，またどのような条件下で有益な方向に変化するかであり，これはカウンセラーの態度と理論的信念に大きく関係している」。

5.3.5　共感教育課程の内容

　共感教育課程の内容は Rogers（1957）の非指示的カウンセリング理論に関連していた。完全な理論的内容は，教育課程の構成要素の1つである自己管理的学習パックで調べることができる（Reynolds, 1989）。学習パックは6つの節で構成され，各節には下位の節がある。これらの内容は付録11で確認できる。

5.3.6　共感教育課程の目的

　共感教育課程の目的は共感尺度の項目に反映されている（第4章参照）。この尺度は，看護職が，クライエントの好む対人条件を提供する程度を評価するために使

用される。

　この節では，次のことが示される。

a）共感教育課程では，看護職が教室と臨床現場の両方で実践することが求められたこと

b）理論から模擬的実践まで，看護職に共感への段階的な曝露を提供し，最終的に臨床業務に導入するように設計されていること

c）臨床業務の録音記録により，学習者とスーパーバイザーは会話の一般的な流れ，定期的に発生するテーマ，看護職の言語がクライエントの言語に与える影響を考察できたこと

d）共感尺度は臨床面接の進行状況を批評するために使用されること

5.4　リサーチクエスチョンに対する答え

リサーチクエスチョンに対する答えについて，以下に示す。

a）共感教育課程の前に，看護職は一般的な対人関係技能を向上させるよう動機づけられてはいたが，教育課程に随伴するものについてはほとんど認識していなかった

b）教育前，看護職の中には，自身の経験と対人関係から学ぶことを支援する共感的なスーパーバイザーからの指導を望んだ者もいた

c）教育後，看護職は学習成果を肯定的に捉え，その多くをクライエント中心の共感尺度の項目に類似した用語で説明した

d）最も効果的な教育課程の構成要素は，①臨床面接の記録を振り返ることによる臨床能力の自己評価，②開かれた，双方向の非防衛的なスーパーバイズ関係，③臨床業務の方向性，であった

e）臨床的共感の提供に対する障壁には，時間の不足，クライエントの臨床的問題，臨床業務の中断，共感的でない同僚からの支援の欠如が含まれていた

　この節は3つのリサーチクエスチョンの調査結果を報告する。共感を教えたり，学んだりすることができるという見解を支持するのか，またその成果に制限をもたらすかどうかが検討されている。

　教育課程前後の面接，および支援状況に関する質問票から得られたデータにより，リサーチクエスチョンに答える。面接データの内容分析には，発話の内容を表すテーマの開発（特定のイベント）と，一般的な概念の識別が含まれていた。ほとんどのテーマは多数の概念で生成されたので，本稿ではそれらのテーマの30％以上の概念について説明する。

被験者によって言及されたのが30%以下の概念についても，最も一般的に発生している概念への洞察を与える場合には簡単にコメントされる。

回答1：看護職の教育に対する態度

最初のリサーチクエスチョンは以下であった。
　看護職の教育に対する態度には共感を示すための学習を妨げるものがあるか？

　この質問は，教育課程前面接の最初の2つの質問と教育課程後面接の最初の1つ目の質問によって解決された。この調査から得られたデータは付録7で確認できる。
　この調査の結果，ほとんどの看護師が対人関係の技能を向上させる必要性を認識し（教育課程前），動機付けられていたことが明らかになった（表15）。一方，一部の看護師（25%）は共感の概念をほとんど認識できておらず，ほとんどの看護師がどのような教育課程プログラムが含まれているのかを知らなかった（表16）。
　教育の前には，ほとんどの看護師は自身の経験から学ぶことや，必要に応じた指導を提供できる信頼できるスーパーバイザーを好むことを表明した。看護師は安全な関係を提供できる共感的なスーパーバイザーへのアクセスを求めた（表18）。共感教育の後，看護師はその教育課程が効果的であると認識し，どのようにしてクライエントに共感を提供することができたかを図で説明した（表20）。例としては，「感情や経験の意味を探求する能力」などであった。これらの説明は，訓練を受けた評価者が看護師の実際の臨床業務に対して行った観察と非常によく似ていた（5.5節参照）。何人かの看護師が共感の操作的定義を習得した（表21）。これらのデータにより，看護師の教育に対する態度が共感を提供する方法を学習する能力を妨げたわけではなかったことが示された。

回答2：有効または無効な教育課程構成要素

2つ目のリサーチクエスチョンは以下であった。
　共感教育のどの部分が看護職の共感を示す能力に影響を与えるか？

　この質問は，教育課程後の面接の2番目の質問で直接解決された。この調査結果は付録8で確認できる。
　データから，最も効果的な教育課程構成要素はスーパーバイズとの関係の質と臨床経験上の内省であることが明らかになった。スーパーバイザーに関して最も頻繁

に言及された概念は，スーパーバイザーとの開かれた，双方向の，非防衛的な関係，臨床業務の方向性であった（表23）。学習者によるクライエントとの臨床面接の録音記録の振り返りによって臨床業務における内省が促進された（表24）。対人プロセス想起法（Interpersonal Process Recall：IPR；Kagan, 1990）と呼ばれているこの方法は，最も効果的な教育課程構成要素であると考えられた。他の多くの教育課程要素も効果的であると認識されてはいるものの，対人プロセス想起法は他の学習方法よりも共感を提供する方法の学習に関連していると考えられた（表26・27 参照）。

回答 3：看護職の臨床環境における共感的行動に対する障壁

3 番目のリサーチクエスチョンは以下であった。
　臨床環境のどの変数が看護職の共感を示す能力に影響を与えるか？

　この質問は，教育課程前後の面接計画の 3 番目の質問と支援状況に関する質問票によって調査された。
　この調査は 2 つの部分，①共感への障壁に対する教育前の看護師の認識，②共感教育課程の臨床的要素において観察された共感に対する障壁，から成っていた。これらの調査結果は付録 9 で確認できる。
　これらの調査から得られた結論は，看護師の，自分の臨床環境における共感への障壁の予測（教育課程前）が正当化された（表29 参照）ということである。共感を提供することへの課題は，臨床分野に存在する変数によって示すことができる。重要な変数は，時間の不足（n＝8/20）とクライエントの臨床的問題（n＝9/20）である（表31・51 参照）。その他の変数は，プライバシーの欠如（n＝10/20），臨床業務の中断（n＝13/20），技能の組み合わせが不十分な状況での（n＝7/20），共感的ではない同僚からのサポートの欠如（n＝10/20）などである。プライバシー（n＝10/20）と快適さ（n＝7/20）が保証されない状況でしばしば臨床面接が行われていた（表34・36 参照）。付録 10 に表示されたデータは臨床環境の違いを示しているが，注意散漫の克服を報告した看護師は 6 人のみであった。注意散漫の原因は，バックグラウンドノイズ（n＝6/20），臨床スタッフによる妨害（n＝3/20），その他の人による妨害（n＝2/20）などであった（表35）。8 人の看護師が同僚は面接に影響を及ぼさなかったと報告したが，そのうちの 6 人は自分の時間内に面接を実施することによって臨床の同僚と不十分な技能の組み合わせの影響を避けた（表38・52 参照）。
　これらの変数すべては，看護師がクライエントに耳を傾け，彼らのニーズを理解

するのを妨げる可能性を秘めている。このことは，ほとんどの看護師（n＝17/20）が予定していた面接の時間の長さを変えたという事実によって示されている（表39・40参照）。さらに，看護師は目的を策定し（n＝20），クライエントの臨床上の問題を特定することができた（n＝19/20）（表41〜43参照）が，クライエントの望む特定の健康上の成果という観点からは，クライエントのニーズを説明することはほとんどなかった（n＝15/20）（表44）。その原因は，5回目の臨床面接の時点では，多くの看護師において，クライエントとの接触が限られていたからかもしれない（表45〜48参照）。ほとんどの看護師は，共感を提供することへの障壁を経験した結果，緊張・自信喪失（n＝19/20）を経験した（表32・49・50参照）。これらは，共感へのさらなる障壁として機能するかもしれない。学習に対する障壁は，スーパーバイザーに支援を求めることによって最もよく克服された（n＝16/20）（表33）。以上の調査結果は，臨床環境で共感を提供する方法を教えることを目的とした教育課程を提供する教育者が注目すべき点である。

　この節では次のことが示された。

a）教育に対する看護職の態度は共感を示すための学習を抑制しなかったが，臨床環境は共感を提供する能力を妨げる可能性がある

b）看護職が共感を示す能力に対する臨床環境の諸変数は，不安を感じること，クライエントの接触が制限されること，臨床面接の期間と焦点，などに影響を与える可能性がある

c）共感教育課程の最も重要な要素とは

d）臨床面接の記録を振り返る

e）開かれた，双方向の，非防衛的なスーパーバイズ関係

f）臨床業務の方向性

5.5　評価：新しい共感教育課程は新しい測定尺度のみならず，他の尺度を用いても効果的であった

　この節では次のことが示される。

a）新しい共感尺度は，教育の前・中・後の看護師の共感能力を調査するために実施された

b）異なる尺度による共感尺度の得点を比較した

c）実験群と対照群の看護師は，多数の看護職に同じテストを実施するために，実際の，または模擬のクライエントに対する彼らの面接が観察された

d）看護師のテスト得点の統計分析は，どのような場合でも2群が類似しているかあるいは異なるかを示すことを目的としていた

e）実際の，または模擬のクライエントにおける共感得点に有意差はなかったため，

クライエントの種類の違いは無視でき，同等のものとして扱える

f)　教育前においては，実験群と対照群の共感スコアに有意差はなかった

g)　教育中・後において，実験群は共感スコアの有意な増加を示したが，対照群は変化しなかった

h)　実験群は，教育中に共感尺度のすべての項目で増加率が大きく，教育後も概ね保持したが，対照群はそれほど変化しなかった

i)　被験者によって教育課程後面接に報告された教育の成果は，共感尺度の項目と類似していた

j)　共感教育課程の最も効果的な部分は，看護職の臨床面接の録音記録の振り返りによって促進された対人関係プロセスの想起であった

k)　教育課程の有効性は，共感的に看護職を支援する役割を果たすスーパーバイザーに左右される

新しい共感尺度と教育課程後の面接により，共感教育課程の有効性を調査する手段が明らかになった。共感尺度得点によって分析された問いは以下である。

1.　教育プログラムに参加する看護職は共感力が高いのか？
2.　共感教育は参加者がより共感的になることを可能にするか？
3.　共感教育プログラムの効果は，看護職の新しい共感尺度における得点ではどのくらい持続するか？

この調査のデザインは次のとおり。
1.　共感教育の前・中・後の看護職の共感の測定
2.　実験群と対照群の共感度を同時に測定する

共感尺度は訓練を受けた評価者により，実験群と対照群の看護師の，クライエントとの臨床面接録音記録を客観的に評価するために使用された。実験群は，様々な臨床専門分野から募集された登録看護師であり，共感教育を受けた。対照群は正式な共感教育を受けたことがなく，またこの教育課程も受講しない登録看護師で構成された。2群は，臨床経験，性別，学歴，年齢などの特性に関して一致していた。群間の特性を可能な限り一致させたのは，因果関係をできるだけ明確に提示するためであった。

これらのデータは，その年に提供された2つの共感教育課程のうちの1つを完了した看護職（n＝22）と，対照群の被験者（n＝15）から1年間にわたって収集された。この調査には，実際の，または模擬のクライエントが使用された。両群それ

図 2　共感尺度による採点のデータ収集時期の概要

	教育課程前		教育中 （5 回目の臨床面接時）		教育課程後	
実験群 n＝22 *	SC n＝11	RC n＝11	SC n＝10	RC n＝10	SC n＝10	RC n＝10
対照群 n＝15 *	SC n＝8	RC n＝7	SC n＝7	RC n＝6	SC n＝7	RC n＝6

SC＝Simulated Client（模擬のクライエント）RC＝Real Client（実際のクライエント）
*期間中に各群 2 名の看護師が脱落した。

ぞれの看護師の半数が模擬のクライエントに，そして半数が実際のクライエントに割り当てられ，3 回評価された（**図 2** 参照）。

　模擬のクライエントを使用して多数の看護師に同じテストを提示した際のデータを実際のクライエントから得たデータと比較し，そこからデータ間の比較を同等に扱うことができるかどうかを判断した。採用されたアプローチにより，異なるレベルの臨床的困難の問題が扱われた。

　模擬のクライエントのカウンセリングを求められた看護師は，典型的なクライエントの行動をモデル化するように訓練された研究助手を相手にした。研究助手の訓練は，登録看護師と対話する模擬のクライエントの 3 つの録音記録の学習によって行われた。これらの模擬録音は共感教育課程で教えた研究助手と教員によって作成された。その目的は，模擬のクライエントに割り当てられた看護師に同じレベルの臨床上の困難を一貫して提示できるよう，研究助手に教えることであった。

　データ収集は，教育課程における 6 回の一連の定期面接の内，5 回目の臨床面接で行われた。スーパービジョンは共感尺度の項目を焦点として使用した，臨床業務の録音記録の振り返りから構成された。実験群のすべての看護師はこれを経験したが，データ収集の目的として，50％の看護師が 5 回目の臨床面接時に模擬のクライエントにカウンセリングするようにも求められた。

　対照群看護師も参加はしていたが，教育とスーパーバイズは提供されなかった。

　データは，研究を完了した看護師について前・中・後 3 時点の共感得点から構成されていた。実験群と対照群はそれぞれサブグループからなり，そのうちの 1 つは実際のクライエントに，他の 1 つは模擬のクライエントにカウンセリングを実施した。

　統計分析の構成は以下の通り。

a）分散分析（一元配置独立変数）

b）分散分析（一元配置反復測定）

c）対応のない t 検定

　これらの調査は以下の質問に答えることを意図したものであった。

　2 群（実験群と対照群）は事前の共感得点に関して差はあるか？また，期間内ではグループ内において共感得点に変化はあるか？

　本研究では，有意水準を 1% に設定した（p<0.01）。社会科学研究における最小許容レベルは p<0.05 であることを示唆する研究者もいる（Fox, 1983; Polit と Hungler, 1983）が，看護職−クライエント関係の重要性を考慮し，より厳しい基準が適用される方が良いと思われた。厳格な基準は帰無仮説を誤って棄却する（第一種過誤）可能性を減少させるし，Howell（1989）は，基準がより厳格であるほど，帰無仮説が偽の場合（第二種過誤）に受け入れられる可能性が高いと指摘する。1%レベルの有意性の選択は，これら 2 つの懸念の間のトレードオフの結果であった。

　データ分析の最初の目的は，実際のクライエントに割り当てられた看護師は共感得点に影響があったか否かを判断することであった。これまでに示されたことから，実際のクライエントにカウンセリングをする看護職は，教育の成果に影響を与える様々な程度の臨床的困難に遭遇している可能性が考えられた。模擬のクライエントに一部の看護師を割り当てたことで，実際のクライエントのデータを同等のものとして扱うことができることを確認できた。クライエントの種類と共感の関係は分散分析によって分析された（表7）。

表7　面接時点におけるクライエントの種類・実験あるいは対象群の効果

面接	F - Value		
	効果	クライエントのタイプ	交互作用
1	0.28	0.12	0.21
2	43.44 *	0.11	0.99
3	56.40 *	0.17	0.04

*＝p<.01，他は全て有意差なし

　3 回の面接間の ANOVA は，実際のまたは模擬のクライエントには有意な影響がないこと，また群間とクライエントの間に種類有意な交互作用がないことを明らかにした。ゆえに，クライエントの種類の影響を無視してさまざまなデータを収集することができ，クライエントは同等のものとして扱うことができる。その結果から，実験群と対照群はその後の調査においてそれぞれ 1 つの群として扱われた。

次の分析では，共感教育の前に共感尺度によって測定された看護師の共感の平均値を調べた。実験群と対照群の得点がこの時点で同等であることが示された（**表8**）。このことは，分散分析によって確認された（**表9**）。

表8　共感教育前における共感得点の平均値と標準偏差値

変数名	Mean	SD	n
全体	29.51	9.48	37
対照群	28.20	9.14	15
実験群	30.40	9.81	22

表9　3回の臨床面接における実験群と対照群の分散分析

群間の効果	F value	有意差
面接1（前）	0.26	NS
面接2（中）	46.64	$p < 0.001$
面接3（後）	60.51	$p < 0.001$

面接1の時点のANOVAにより，群間の効果は有意ではなかった。対照群と実験群は差がなかったので，一致したサンプルであるとみなすことができた。

面接2と3の時点のANOVA（**表9**）は，共感得点に対する群の有意な効果を示している。平均得点（**表10**）を調べると，教育中における実験群の共感得点はかなり増加したが，対照群の得点は変化がなかった。教育後（3～6か月後），平均共感得点はわずかに低下したが，実験群は対照群よりもその優位性を維持していた（**表10**）。

表10　教育中・後における共感得点の平均値と標準偏差値

変数名	教育中		教育後		
	Mean	SD	Mean	SD	n
全体	42.45	15.27	38.42	14.91	33
対照群	28.00	7.28	23.61	6.95	13
実験群	51.85	11.10	48.05	9.81	20

3回の面接時点における実験群と対照群の平均共感得点の差をt検定で調べた（**表11**）。

表 11　1 から 3 回目までの面接時点における共感得点の差の t 検定

面接のペア	群の変数	
	対照群	実験群
面接 1 と 2	0.44	6.84 *
面接 1 と 3	2.48	6.01 *
面接 2 と 3	1.84	2.22

* p<.01，他は全て有意差なし

　対照群において，面接 1，2，3 いずれの組み合わせでも t 検定では有意差がなかった。実験群では，面接 1 と 2，また 1 と 3 の間に有意な変化があったが，2 と 3 の間にはなかった。この結果は教育の効果が持続していたこと示す。

　共感尺度の各項目が結果に貢献した程度を判断するため，項目の増加率が調べられた。教育課程プログラムに利用可能な時間内では，特定の項目は他の項目よりも教えやすく，学習しやすいと予想されていた。

　上昇・低下率を計算するために，最大得点である 6 を分母とした。ここでは，パーセントの増加または減少は同じ意味を持つ。増加率の計算方法は以下の通りである。

$$解釈 1 = (面接 2 における得点 - 面接 1 における得点) / 6 \times 100$$

$$解釈 2 = (面接 3 における得点 - 面接 1 における得点) / 6 \times 100$$

　教育課程前に得られた測定値から，尺度項目ごとの平均値，標準偏差，最大・最小値が算出された（**表 12**）。また，教育中と教育後に得られた測定値から，増加率，標準偏差，最大・最小値が計算された。対象群から得られた結果も含めて**表 13** に示す。

　各尺度項目における平均値の群ごとのベースライン調査により，教育前の個々の項目の平均的な能力を確定することができた。これらのデータを調べると（表 11 参照），項目 11（適切な声のトーン）を除いて，被験者はポジティブ項目よりネガティブ項目でより高い得点を得ていたことが明らかとなった。項目 11 が例外であることの可能性のある説明は，それが項目 12（不適切な声のトーン）と強く関連しているということである。すなわち，被験者が項目 12 で非常に高い得点を得た場合，評価者は，項目 11 で被験者を非常に高く評価するように指示された。項目

表 12　教育課程前における実験群と対照群の各尺度項目の得点

項目	実験群				対照群			
	Mean	SD	最大値	最小値	Mean	SD	最大値	最小値
1. 感情を探求し，はっきりさせようと努める	1.90	1.21	4	0	2.15	1.52	5	0
2. 指示し，気をそらせるように仕向ける	2.20	1.40	4	0	2.15	1.07	4	1
3. 感情に応答する	1.80	1.36	5	0	1.54	0.97	3	0
4. 言語・非言語的コミュニケーションを無視する	2.85	1.31	5	1	2.69	1.32	5	1
5. 感情の個人的な意味を探索する	1.15	0.99	3	0	1.23	0.72	3	0
6. 一方的な判断や独断的な発言	3.20	1.36	5	1	2.85	1.28	5	1
7. 感情と意味に応答する	0.80	1.00	4	0	1.08	1.11	3	0
8. 話をさえぎり，多忙を装う	4.05	1.36	6	2	4.00	1.41	6	2
9. クライエントに方向性を提供する	0.35	0.81	3	0	0.15	0.38	1	0
10. 解決に焦点を合わせない・直接の質問に答えない・誠実さに欠ける	3.05	1.28	5	1	2.61	1.20	5	1
11. 適切な声のトーンとリラックスした響き	4.70	1.08	6	2	4.31	1.38	6	2
12. 不適切な声のトーンと響き	4.70	1.08	6	2	4.31	1.38	6	2

1（対照群）を除いて，両群ともポジティブ項目の得点が2未満であった。看護師が低く採点した項目は，カウンセリング技能に関連しているため，この所見は看護にとって重要である。これらの技能は，クライエントの経験の意味を理解し，クライエントが健康関連の問題を解決するのを支援するために必要である（第2章参照）。看護師はネガティブ項目についてはより良いパフォーマンスを発揮したが，平均値を見ると，共感的なプロセスの発展に重要ないくつかの項目に関してかなり訓練の余地があることが明らかになった。これらの項目には，クライエントを誘導し，指示し，気をそらせる傾向，また言語・非言語のコミュニケーションを無視する傾向があった。このような行動は，対人関係における信頼の雰囲気の発展を妨げ

表 13a　教育中・後の項目ごと変化率（実験群）

項目	教育中				教育後			
	変化率（%）の平均	SD	最大値	最小値	変化率（%）の平均	SD	最大値	最小値
1	+36.67	26.27	6	1	+31.67	26.9	5	1
2	+35.00	32.85	6	1	+29.17	29.5	6	2
3	+34.17	25.64	5	1	+25.00	26.2	5	1
4	+28.33	26.55	6	2	+25.00	23.8	6	2
5	+41.67	27.84	5	0	+29.17	28.5	5	0
6	+25.83	26.75	6	1	+25.00	23.2	6	3
7	+46.67	29.91	6	1	+35.00	26.9	5	0
8	+25.00	24.48	6	3	+17.50	30.3	6	3
9	+26.67	21.90	4	0	+19.17	21.8	4	0
10	+28.33	24.24	6	1	+25.83	24.8	6	2
11	+11.67	19.57	6	1	+10.00	22.5	6	3
12	+11.67	19.57	6	1	+10.00	22.5	6	4

表 13b　教育中・後の項目ごと変化率（対照群）

項目	教育中				教育後			
	変化率（%）の平均	SD	最大値	最小値	変化率（%）の平均	SD	最大値	最小値
1	−15.38	27.61	2	0	−14.10	24.39	2	1
2	−6.41	18.68	3	0	−8.97	21.10	3	1
3	−3.85	21.68	4	0	−7.69	21.10	3	0
4	−2.56	17.80	4	1	−6.41	23.11	4	1
5	−5.13	14.25	3	0	−3.85	12.08	2	0
6	−1.28	28.43	4	2	0.00	19.24	5	2
7	−1.28	17.30	4	0	−5.13	26.69	4	0
8	−8.97	33.07	6	1	−14.10	21.35	6	1
9	+1.28	10.68	1	0	+2.56	11.48	2	0
10	+3.85	23.72	4	2	+1.28	23.04	5	1
11	−8.97	26.89	6	2	−2.56	17.80	6	2
12	−8.97	26.89	6	2	−2.56	17.80	6	2

る可能性がある。以上の結果は，教育課程前に得られた尺度全体の平均得点の29.5点が治療的援助には不十分であることを示唆している。

　教育中の実験群の項目ごと増加率を表12に示す。実験群は，項目11および12の＋11.6％（声のトーン）から項目7の＋46％（感情および意味に応じる）の範囲で，すべての項目で増加率が高かった。増加率が最も高かったのはポジティブ項目であった。教育課程前には，看護師がネガティブ項目よりもポジティブ項目の方が低い得点であったことを考えると，これは当然のことである。これらは有力な結果ではあるが，項目11を除いて，項目9（方向性を提供する）はポジティブ項目の中で最低の増加率（＋26％）であったことに注意する必要がある。この項目は，クライエントの好みの方法で個人的な問題の解決策を見つけるようにクライエントを支援することであり，重要な行動である。この技能は，訓練中に促進するのが最も難しい技能であると思われた。教育前のベースラインレベルが極端に低いことも懸念すべき点である。

　教育を受けていない対照群から得た結果は表13で確認できる。対照群の教育中に項目9（＋1.2％）および項目10（＋3.8％）においてわずかに増加した。しかし，リッカート尺度で1点未満相当の増加率は，臨床的に有意であるとは考えられない。他のすべての項目は，項目6と7の－1.2％から項目1の－15.3％までの範囲で減少率を示した。項目1のみ，リッカート尺度で1点相当の減少率であった。概して，2回目の項目得点の変化はいずれの方向であっても非常に小さく，意味はないと思われた。

　第1回目と3回目の測定値による，実験群の教育後の項目ごと得点増加率を表12で確認できる。すべての項目において2回目と3回目の間にわずかな減少率を示し，これらはリッカート尺度相当の1点未満であった。項目5（－12.5％）と項目7（－11.6％）は，1点近い減少率であった。このことは，感情の意味に対する積極的な応答を含むこれらの項目が，正式な訓練が終了した後の退行しやすいことを示唆している。とはいえ，以上のデータでは，1回目と2回目で達成された増加率が保持されており，有力な結果であると考えられた。これは，教育後12～24週間の時点において，訓練の成果が比較的安定していたことを示している。

　対照群の項目得点の教育後の結果を表13で確認できる。これらのデータでは，項目9と10は最初の測定（教育課程前）をわずかに上回る増加率を示した。項目6は，最初の測定値との同等性を回復した（±0％）。他のすべての項目は，1回目と3回目の間に，リッカート尺度相当の1点未満の減少率を示した。以上は，臨床的意義の観点では，対照群があまり変化しなかったことを示している。変化は両方向に生じてはいるものの，最終測定で実験群に生じた変化よりも小さいものであった。

　重要な知見は，実験群と対照群が教育前によく一致していたサンプルであったことである。実験群の教育中の共感得点の増加率は教育後3〜6月間維持され，有意であった。項目の増減率の検証により，実験群は教育中・教育後ともに対照群より共感的であったことが確認された。共感教育課程の有効性は，教育中に学んだことの看護師の説明からも裏付けられる。

　教育の成果の調査では，新しい態度，洞察，技能の開発という大きなテーマが生成された。このテーマは126回言及され，ほとんどの概念を生み出した（表19，付録7参照）。したがって，教育課程の目的がどの程度達成されたかについての質問に答えるために，看護師は教育課程でそれらがどの程度変化したかに主に焦点を当てていた。

　看護師の個人的な成長に関して最も頻繁に言及された概念は，共感尺度の項目と互換性があった。例には，感情や経験の意味を探ることが含まれており，共感尺度の項目5とほぼ同類である。共感尺度の項目の観点で看護師が学習成果を述べたことの理由として，教員が臨床面接の録音記録の振り返りにスーパーバイズの焦点としてこの尺度を使用したということが挙げられる。この懸念にもかかわらず，項目5が41％の増加を示したこと，また他のすべての項目について観察された増加率は，訓練を受けた評価者によって報告されたものであり，看護職の認識もまた有効であったことを示唆している。ReynoldsとPresly（1987）が予測しているように，増加率が認められた尺度項目の変化を看護師が認識したことは，共感尺度自体が臨床業務中に彼らの反応を形成した可能性を示唆している。

　自身の臨床業務に関する看護師の記述は，彼らが個人的な限界によく気づいていることを示した（n＝8/20）。独断的な行動の気づき（n＝2/20），クライエントの懸念の回避（n＝2/20）についてのコメントは有力である。これは，少なくとも，何人かの看護師が，言語がクライエントの行動に与える影響は，言語的対話が治療的となるかどうかを左右する可能性があることを認識していることを示している。Peplau（私信，1983）が指摘したように，学習者はしばしば彼ら自身がより良く見えるようにするために臨床業務の説明を改変する。一部の看護師が自己批判的であってよい，と感じたという事実は，防衛からの自由と，より深い内省を示唆している。これは，彼らがより開放的にクライエントに接触できる可能性が高いことを示している。これらの反応は，Rogers（1957）の暖かさと誠実さの概念に似ている。

　自身の限界の認識は，Reid（1993）が，実践について学ぶために経験を振り返るプロセスとして定義している内省的な実践の一例でもある。共感尺度で得られた上昇が，スーパービジョンの間にたとえ維持されなくても，反省的で自身の限界に気づいている人は，そうでない人よりもクライエントに対する傾聴に専念する可能性がある。

対照群と実験群の看護師を一致させるために注意を払ったとはいえ，教育的介入が別の状況で異なる看護職にも効果的かどうかは重要な課題である。この課題は外的妥当性，つまり他のサンプルへの一般化に関するものである。小さなサンプル研究は限られた方法でしか一般化できないとしばしば言われる（WoodsとCatanzaro, 1988）。厳密に言えば，研究の結果は研究サンプルが無作為に選択された看護職の母集団にしか一般化できない（PolitとHungler, 1983）。このことからすると，本研究の結果を利用できる看護職は，スコットランドの登録後看護師の典型的な特徴の多くが含んでいると言える。

5.5.1 この教育で最も効果的なのは，対人プロセスの想起である。

教育終了後の面接では，最も効果的なコース構成要素は，看護師−クライエント面接の音声テープ記録の検討であることが明らかになった（n＝19/20）。この方法は，文献では対人プロセス想起法（IPR）と呼ばれている。この教授法はもともとKagan（1973）らによって開発されたもので，人間関係を助ける過程の言語的および非言語的な側面を再検討する際に，偏見や歪曲の可能性を減らすためのものであった。Kagan（1990）によると，IPRは，学生が自分とクライエントの間にある微妙で幅広いメッセージを認識し，それに基づいて行動するのを助けるように作られている。聞き取り調査の音声テープ記録は，臨床面接中に起こったことの正確な記録を提供した。これにより学生は，クライエントが早口で話した場合でも，すべての言語コミュニケーションを記録し，面接中の微妙な意味の違い（ニュアンス）を記録することができた。IPRの利点は，学生が自分を良く見せるためにデータを偽ることができない点である。また，Kagan（1990）が指摘するように，IPRはカウンセラーがクライエントに与える相互の影響を明確にするための研究であり実践である。

臨床データの検討により，看護師は，自分の言葉が建設的か破壊的かを知ることができることが分かった（n＝101/20）。この認識は，学生自身の有効性の認識とクライエントの表わす反応は，実践者の準備段階のカリキュラムの有効性をより適切に評価できる場であるというMurphy（1971）の示唆と一致する。看護職−クライエントの言葉のやりとりにおける問題は，データのあいまいさである。Peplau（1995）が示唆しているように，プロセスを記録することでより具体的なものにする必要がある。補遺9の音声テープデータの検討に関する看護師の記述は，看護師

（注）対人プロセス想起法（Interpersonal Process Recall：IPR）は，Kagan（1980）が提唱したもので，カウンセラーの訓練法の一種である。面接の録音あるいは録画データを視聴しながら，その時の感じや考えを振り返り，対人プロセスに対する気づきを高めることを目的としている。

がクライエントに話し，定期的に繰り返す何かが，治療関係を促進または損傷する可能性があることを確認した。これらのデータは，相互作用を記録し，生データを研究することによってのみ検出し，学習できる。共感スケールが臨床データを検討するための焦点であるという事実を考慮すると，スケールは学習に重要な影響を与える可能性がある。尺度はデータに反映するための構造を提供した。

5.5.2 教育の有効性は，実習指導者が共感的に支援する質問者として行動するかどうかにかかっている。

教育終了後のインタビューの結果からも，実習指導者の性格が重要であることがわかった。この知見は，専門的な臨床指導者からの助言がなければ，看護師は理論的概念を実践へと落とし込む際の問題を経験するはめになる，という文献の見解を支持する（Smoyak, 1990; Brennan, 1993; Peplau, 1994）。
実習指導者のテーマの中で様々な概念が確認された。

しかしながら，これらのデータは，実習指導者の支援的性格が学習結果に不可欠であることも明らかにした。最も頻繁に言及されている概念は，実習指導関係の非防衛的な性質（n＝18/20）と臨床研究の方向性（IF＝15/20）に関連している。この発見は，防御性のない関係を経験すれば，人は前進し，現実的になれるというRogers（1957）の考えに似ている。あまり頻繁には言及されていないが，実践への内省の奨励（n＝10/20），肯定的なフィードバック（n＝7/20），学生への献身（n＝5/20）などの概念は，実習指導が学習プロセスの中核的要素であるという考えを強化している。圧倒的多数の結論は，実習指導はオープンで，双方向で，脅威を与えないものでなければならず，臨床業務に集中する必要があるということだった。この結果は，実践への反映過程が，臨床ファシリテータを臨床状況における学生の学習の不可欠な構成要素であるとするStockhausen（1994）の知見と類似している。

教育者にとって大きな関心は，良好な学習成果を促進する臨床指導の側面である。その答えは，学生が音声テープの逐語録を検討することにより，自分の臨床能力の自己判断を通して学んだことにある。言語的および非言語的側面（音声トーン）の記録は，看護師が何を知っているか，何を発見しているかにどのように関係しているかを内省することを可能にした。この能力は実習指導者との協力関係の中で発表されたが，これは音声テープが臨床研究の生データを捕捉し研究する機会を提供したために可能となった。このアプローチは，教員の役割は学習の促進者であるというAusubel（1963）の提案に繋がる。学習者が望むなら自由に，あるいは学

習者が必要とするなら依存と方向性を持てるような，雰囲気，気分，関係を創造する人であることが強調されている。

　これらのデータは，実習指導者が学生が既に知っていることと観察していることを結びつけるのを助けていることも示唆した。このアプローチは，意味のある学習に関する Novak（1990）の見解，および内省的実践者に関する Schon（1987）の見解と矛盾しない。看護師は，一つの実習指導セッションから学習を移し，次の面接でそれを適用し，研究しようとしていると報告した。これは，学習過程が行動からの反映と行動への反映の両方の例であることを示している。このアプローチは，教室ベースで行われていた初期の共感プログラムで用いられていた行動への反映とは対照的である（Dietrich, 1976; Layton, 1979; La Monica, 1983）。学習者がいつ自由に経験を振り返ることを望んでいるか，またはいつ方向性が求められるかを判断する能力は，学習者のニーズに対する共感的感度によって決まる。

5.5.3　有効性の概要

a）測定値１と２の間では実験群のスコアに有意差があったが，測定値２と３の間では有意差はなく，対照群のいずれの測定値の間にも有意差はなかった。
　　　これは実験群で差があったことを示しており，それは持続しており，教育によるものであった

b）項目分析からは，実験群が教育中に共感スケールで全項目を得点し，教育後の得点のほとんどを保持したが，対照群はどのスケール項目でもあまり変化しなかったことが明らかになった

c）訓練された評価者によって報告された共感スケールの項目利得は，学習獲得を記述している間に実験群の看護師によって確認された

d）音声テープによる臨床研究の検討（IPR；知的財産権）は，共感教育の最も効果的な部分であると考えられた

e）共感教育の有効性は，必要に応じて練習の指示を与える共感的実習指導者によって決まる

f）共感教育の有効性を考慮すると，これらの知見は，これらの要素を提供しない共感教育は成功する可能性が低いことを示唆している

5.6　共感教育講座の概要

　この章では，看護師に臨床的共感を提供する方法を効果的に教える方法の必要性が記述されている。
　看護師が共感を示す能力に影響を及ぼす可能性のある変数に関する研究課題が記

96

述されている。これらの質問に対する回答は，教育に対する被験者の態度は共感を
提供する方法を学習する能力に影響しなかったが，臨床環境における多くの変数が
臨床的共感を妨げる可能性があることを示した。

　共感教育の効果的な構成要素の調査から，教育の最も効果的な特徴が，音声付き
臨床面接の検討の形での対人プロセス想起（Kagan, 1995）であることが明らかに
なった。この方法の有効性および臨床的共感に対する障壁に対処する能力は，共感
的質問者の役割を果たす支持的な実習指導者によって決まる。

　共感教育は効果的である。これは，実験群に対する新しい共感スケールの測定間
の有意な上昇によって確認された。また，共感教育の看護師が，教育前の測定に続
いて，共感スケールの全項目で得点が上昇したが，対照群は変化しなかったという
事実によっても確認された。看護師の共感能力の向上は，教育終了後もしばらくは
持続した。これらの結果は，教育後のインタビューで採取された看護師の学習グラ
フなどにより確認された。すなわち，本研究で報告された有効な教育構成要素を含
まない教育は，看護において報告された低レベルの臨床的共感に影響する可能性が
低いことが示されたのである。この所見は看護師教員の関心を引き，医療サービス
の目的に影響を及ぼすことになる。

6 まとめと影響：このコースは他の人が学ぶのにも有用である

Summary and implications: Such a course may help others to learn as well

この章は3つのパートから構成されている。最初に，看護師教育に対する研究開発の知見の影響を考察した。次に，医療サービスへの影響を論じた。最後に，今後の研究の方向性を示した。

6.1 看護師教育への影響

この章では，次の内容について述べる。

a) 看護師教育の目的は，看護師が臨床的に何か新しいものを提供できるようにすることと，何か新しいものを知ることにある

b) これらの目的を達成するためには，どのような教育経験を提供する必要があるか，また，学習はどのように組み立てられるのが最良かを考慮する必要がある

c) 教育の望ましい成果を達成するためには，教育者は，防衛的ではない関係性の中で，保護的な臨床実践を達成して，臨床技能を獲得し，さらに，学生が臨床環境で知識を学習するのを容易にする能力を持つ必要がある

d) 教育が達成しようとする学習成果の信頼できる評価を確実に行うために，教育の望ましい学習成果を反映する評価ツールを開発し，そのようなツールの使用者を訓練する必要がある

e) 看護教員は学生に共感的行動を示す責任がある

本研究では，特定の教育が効果があることが示されたので，看護教育の将来像に対する影響を考慮する必要がある。この研究結果は，共感と対人関係のより広い領域に関係する教育プログラムに対する明確な意義を示したものである。ここでの疑問点は「どうすれば看護教員がその知見を実践できるか？」である。言い換えれば，その結果が実行された場合，看護教育は将来どのようになるのであろうか？

研究から得られた知見によって提案された看護教育の姿は，独自の課題を提示する。その知見が提案することは，もし看護職が，特に対人関係のスキルに関して，

いわゆる理論か実践かという二分法的観点を克服しようとするならば，教員は既存の実践の一部を変える必要がある，ということである。示唆されたカリキュラムの変更は，4つの質問に対する答えを含んでいる。

　それらは，以下の通りである。

a) 教員はどのような教育目的を達成しようとしているのか
b) これらの目的を達成するためには，どのような教育経験を提供する必要があり，どのように組織されるべきか
c) 教員は教育の望ましい成果を促進するためにどのようなスキルを必要としているか
d) 教育の目的が達成されているかどうかを判断できるだろうか

　本研究の知見は，看護職が臨床技能を向上させるために動機付けられていることを示す。このことは，看護職が臨床において何か新しいことをしたり，何か新しいことを知ったりすることができないならば，その教育に意味はないことを示唆している。看護教育がその目的のために存在することは自明のように思われるかもしれないが，第2章で報告した看護職の対人技術の研究は，教育が必ずしもクライエントにとって好ましい健康上の成果を達成するために必要な技術をもたらすとは限らないことを明らかにしている。

　看護教育の主な目的は，看護職がクライエントを最適な健康目標に向かわせる手助けをすることであろう。そのためには，看護行動に反応する可能性のあるクライエントの臨床的問題を看護職が認識できるように教育することが必要である。その目的は，看護職が矯正，改善，変化または予防が期待される問題に焦点を当てることである。このように，最初の重点は技術や看護職の行動ではなく，看護職が対処できるクライエントの問題に置かれる。この立場から，目標は，看護職が技能のみに焦点を当てた教育プログラムとは異なり，援助技術の役割を適用し改善することを奨励することであり，その目的は，学生がクライエントの臨床的ニーズに対する自らの臨床的仕事の効果を観察することによって，自分らのアプローチの有効性を判断できるようにすることである。

　技能訓練の状況をクライエントの問題および健康上の結果と関連づけることは，医師が特定の看護行為の有効性を理解するのに役立つ。医師は個々のクライエントと協力しながら適切な臨床的決定を行う必要がある。

　このことは，さらなる目的すなわち看護職が実践的な理論の有用性について判断する能力を促進する必要性を示唆する。本質的にこれは，看護職は，自分の実際的な臨床観察能力および個人的な現状に対して自らの理論的裏付けを吟味すべきであることを意味する。

　望ましい教育目的を達成するために，看護教員は学習過程の次の要素を考慮する必要がある。

　　　a）臨床実践に対する大学の研究の関連性と貢献度
　　　b）臨床実践を学ぶ方法
　　　c）臨床実践の組織

　看護大学は，臨床研修の状況とは異なっており，それゆえ，学生と教員が大学にいるべき義務があるのだが，そこで過ごす時間は少なくすべきであるという議論がある。学習とは，情報を覚えるだけではない。人々が見たり聞いたりできるものすべてを吸収してパフォーマンスを向上させようとする好奇心も含んでいるのである。この傾向は，構造化された臨床実践で最もよく現れる。これは，学生が何かを知るためには，直面する題材の背景が必要であることを意味する。例えば，看護職が別のアプローチをすることを許されていない場合には，「怒っている人と議論してはいけない」と学習中の看護師に言うことは無意味である。この場合には，学習は意味があり，必要性から記憶されるようになる。なぜなら，それで暴力行為が避けられるからである。

　それは，看護大学に通っている学生に意味がないとは言っているわけではない。本研究は，看護大学でも生産活動が行われていることを示唆する。学生は自分が勉強しているテーマについて文献検索をすることを大切にし，そのための時間を必要とする。また，学生同士の交流の場としても活用すべきである。これらのことより，学生は仲間の経験から学ぶことが可能になり，すべての学生が経験している学習のための自分の努力を実感することができるようになる。大学にいる間に，学生は臨地実習を指導してくれる教員と出会う。学生が既に知っていることを評価すべき人と，1対1で話し合う時間が必要である。

　教室で臨床実践をシミュレートすることは有用であるが，この活動は臨床実践の準備にすぎないことを認識すべきである。理論，臨床的問題および関連技術は，授業で学び，臨床環境で実践すべきである。

　理想的には，授業で学んだ概念は直ちに臨床の場で学ぶべきである。

大学で学ぶ概念を有意義にするためには，被験者の専門家による熟練した臨床指導が不可欠である。しかしながら，教員は熟練した実習指導とは何なのを知る必要がある。本研究が示したように，看護職は，熟練した実習指導は臨床データから自らが学ぶことを可能にするプロセスであると認識していた。臨床データをもとにした学生の学びをよりよいものにするために，教員は確実な特性を持ち，看護職-クライエント相互作用の間の出来事を学ぶ方法を開発する必要がある。教員が必要とする技術については，後で説明する。看護職-クライエント相互作用の研究に関連して，理論を実践に応用する方法を学ぶ学生の努力を知るためにも，教員は物理的に存在している必要がある。看護職-クライエント相互作用の本質を捉える別の方法としては，意思決定プロセスの言語的側面の録音またはフローチャート法がある。看護過程に焦点を当てるためにはツールが必要であるが，学生は教員が行った臨床業務について議論する必要がある。このような臨地実習後のカンファレンスは，看護が患者の健康状態に与える影響，臨床能力の程度，学生の感情や認識を理解する機会を提供する。これが熟練した実習指導である。

　大学で学んだ概念の臨床実践を保証する必要がある。そのためには，患者の看護の必要性に関連した状況で，学生が患者の健康状態を自分で判断するためには，患者と対話する必要があるという認識が必要である。これを行うために，学生は，臨床場面にありふれた注意散漫のもとから学生を遠ざける実習体制を備える必要がある。学生の注意力を散漫にしないようにするために，教員は，学習と支援の目的で，保護的な実習時間を交渉する必要がある。これは，スーパーバイズのための交渉条件が侵害されないことを確保し，学生の学習努力を監視するために，教員が臨床現場で目立つ必要があることを意味している。臨床学習の障壁に対抗して協力することで，学生と教員は，促進的な実習指導上の関係を発展させるための，より多くの時間が確保される。看護大学で開始されるこの関係は，臨床環境で検証される必要がある。

　当然の結論は，看護を教える立場の人も，看護を実践すべきだということである。看護職-クライエント相互作用から得られる臨床データのロールモデルと分析を含む相互作用データに対する実習指導者による綿密な吟味は，教員に臨床実践を指導し，学生と学ぶ機会を提供する。このようにして，学生は自分の教員が有能であるという確信を持つことができ，実践に対する理論的な方向性と両立する臨床的背景を経験することができる。教員-看護実践者役割を確立する最善の方法は，それぞれの教員が，学生の練習の焦点として利用できるささやかであれ臨床症例を持つことである。

教員–実践者の二重役割は，教員が技術を失い，その教育が看護の提供方法と無関係にならないことを確保する方法である。また，適切な臨床実習指導のための最小限の条件が満たされることを確保する方法でもある。

これらの条件は次のとおりである。

a)　実習指導者は，教育され，習得されるべき臨床的技術を保有し，かつ，これを実践すべきである
b)　実習指導者は，概念間の関係を学習し理解する方法を学生に学習させるための実習指導関係を促進すべきである
c)　実習指導者は，学生の行動や思考を導く看護理論に精通し，有能であるべきである
d)　実習指導者は，学習者が必要なときに，目に見え，親しみやすく，容易に利用できるようにすべきである

教員が学生の臨床実習に対する責任を受け入れる場合，臨床看護スタッフが指導できない，または監督する時間がない場合でも，臨床看護スタッフに臨床監督の責任を委任する必要はない。場合によっては，臨床スタッフが熟練した実践者でさえないこともある。この可能性は，看護職の対人能力の不足に関する文献で頻繁に報告されていることからも示唆されている（第2章参照）。

教員が必要とする技術には2つのテーマがある。これらは，以下の通りである。

a)　教員と学生の人間関係の性質
b)　教員が学生の臨床での行動に影響を与えることができる範囲

教員–学生関係の決定的な条件は，それが防衛的でないことである。これは，学生が自由に既存の知識について議論し，新しい経験や洞察について考えるために必要なのである。学習環境の検討を促進するためには，次のような教員の対応が必要である。

a)　学生の感情に対する感受性
b)　学生の学習に対するコミットメント
c)　学生の認識の受容
d)　個人的な知識を共有しようとする意欲
e)　正直さ

これらの属性は，共感，温かさ，誠実さというロジャースの概念に似ている。教員が真に自分を理解するためには，自分の感情を脇に置いて，学生の代わりに自分自身を意識的に想像する対人能力が必要である。自分の価値観や信念の影響力を自覚し，あらゆる視点を平等に扱う。教員がこれらの条件を達成できれば，学生の成長を促進することができる。看護職-クライエント関係と同様に，教員は学生との関係の中で作用するダイナミクスを学ぶ責任がある。それは，人間関係の性質と多様性を研究し，そこから学生の学習を妨げるあらゆる問題を解決する解決策を考案することでもある。学生の臨床での行動に影響を与えるために，教員は方向性を提供し，学生に臨床経験について考えることを奨励し，学生が将来の臨床業務に新しいチーム力を適用するのに十分な自信を持てるようにする必要がある。すなわち，教員には，対人能力に加えて，以下の能力が必要であることを示唆している。

   a) 臨床技術
   b) 内省力

　臨床的スキルは，ワークショップでの教員の知識の伝授を現実的にするために必要である。さらに重要なことに，これらのスキルによって，学生は臨床学習に方向性を示すことができ，ロールモデルを提供することができる。言い換えれば，教員は学生が学ぶことを期待する臨床技術を実証する能力を持つべきなのである。この点は，ヴァイオリンの講師はヴァイオリンを演奏できなくてはならない，ということと同じくらい論理的に思える。

　内省的でない教員が内省的実践者をどのように支援できるかを理解することは難しい（Schon, 1987）。行動への反省に言及した被験者は，教員がどの程度自分たちの観察を評価する手助けができたか疑問だと述べた。熟考は思考の大きな変化を伴うので，この点は重要に思われる。良い探究の習慣を身につけるためには，独立した思考力を持ち，論理的に導かれた結論を導き出すことができ，新たに物事を見る能力を高めることができる教員と接する必要がある。

　教員は観察に基づいて指導上の決定を下す必要がある。観察によって得られた情報は，どの学生が特定の学習経験を必要としているか，どの学生が教育の最低限の目標を達成しているかなどの質問に答えるために必要である。教員は日常の観察と判断を行うことができるが，測定と評価のツールは，指導上の決定の基礎となる，より包括的，体系的かつ客観的な証拠を提供する。しかし，測定と評価のツールは，以下のような特定の条件を満たす必要がある。

次のものがある。

a) 評価ツールに関する項目は，教育の期待される成果を反映した，指導目標の形で記述される必要がある
b) 評価ツールは実用上の有用性，信頼性および妥当性を有する必要がある
c) 評価者は，評価ツールの使用について訓練を受ける必要がある

　教員は，その教育で促進しようとしている学習成果と正確に一致する評価ツールを選択する必要がある。もしそのような手段が存在しないなら，教員はそれを開発しなければならない。評価ツールを選択する前に，指導目標を設計することが重要である。このようにして，教員は，測定または評価したい成果に対して不適切な評価項目をあらかじめ除いておくことができる。教員は教育–学習状況の意図した成果を反映しない評価形式に基づいて臨床技術を予測すべきではないので，この問題は看護職の臨床能力にとって特に重要である。言い換えれば，ツールは，学習経験の最終段階で学生が示すべきパフォーマンスのタイプを観察できるようにすべきである。

　教育目標をいかに慎重に選択しても，教育の予期せぬ効果が生じる可能性がある。例えば，共感教育の結果として，本研究の一部の被験者は情報に限界があることに関して，より敏感になったと述べた。このように，教育目的は教育と評価のための有用な指針を提供するが，教員は予期せぬ結果を許容できる柔軟性が必要である。これは，学習の評価が正式な評価ツールだけに依存すべきではないことを意味する。教員は，日常の観察や判断を評価の方法として認識する必要がある。

　成功または失敗を予測するために使用される可能性があるため，看護教員は評価ツールの特性に注意を払う必要がある。評価ツールの重要な特徴は，それらが実用上の有用性，信頼性および妥当性をどの程度有しているかという点にある。

　評価ツールの使用者すべてに，その使用法に関するトレーニングを提供すべきである。この議論は，本研究中の評価者間信頼性の初期検討により支持されている。評価者を訓練しないと信頼できない評価になる可能性が高いため，これは対処すべき懸念である。

　本研究の結果から，ここまでの教育デザインが望ましいと示唆された。一部の教育者がすでに実施していると主張する可能性はあるが，文献を再調査しても，すべ

ての提案が単一のプログラム内で扱われているという証拠はない。実施上の主な障害は，評価ツールの検討レベルが低いことと，看護教員が臨床業務から退く傾向があることからきている。

　看護教育は評価戦略の研究により多くの時間を費やすべきだという説は，英国や米国式システムでの経験と文献検討により支持されている。（例：Ashworth と Morrison, 1991; Hepworth, 1991; Coates と Chambers, 1992)。より信頼性が高く有効な手段の必要性については，現在看護において関心を集めており，教員が評価ツールを検討するための適切な技術と時間を持つならば，この問題は解決できるだろう。

　看護教員が臨床看護を指導する必要性は，多くの著者によって言及されている（例：Mauksh, 1980; Reynolds, 1982; Chambers, 1984)。教員が臨床業務への関与から離脱する傾向にあるのは，教育機関で想定されるニーズが障壁となって，教員が臨床業務に関与できないからだ，と説明される。管理や大学教育は臨床業務よりも優先される。これは必須であり，交渉の余地はない。一般的に，地位と金銭的報酬を与えられているのは，臨床実践から離れた教員である。この傾向を逆転させるには，報酬制度の見直しが必要である。臨床実践を指導する能力は，管理や教室での教育よりも高い報酬が支払われるべきである。

6.1.1 臨床的共感行動への障壁を取り除く看護教員の必要性

　本章の初めに，看護教員は大学で学んだ理論の臨床実践をできることが保証される必要があることを提案した。これは重要である。なぜならば，この研究の結果から，臨床領域には臨床的共感に対する障壁が存在することが明らかになったからである（付録9参照）。つまり，共感の提供は，看護職の中では必ずしも重要な臨床スキルとはみなされていないことを示唆する。以上の結論は，看護職はクライエントのメッセージの文脈や情緒的側面に理解を示すことによってクライエントの特定の関心に対処することは少ない，と報告した初期の研究の知見により支持される（例：Haggerty, 1985; McKay ら, 1990)。本研究は，このようなことがまだ多くの臨床環境で起こっていることを示している。このことは，1対1関係の時間がとれないという報告と，一部の看護職が自分の時間内にそれを行うことで臨床業務への予想される障害を回避した事実により示唆される。

　このような状況は，本研究の対象者によって示された対人スキルを改善する動機づけの点で逆説的にみえる。看護職は看護の対人的側面に興味を持っているが，職

場の現実はこれらの技術を実践する機会を減少させている。La Monica（1983）は，これは看護職-クライエント関係において期待される役割が不明確なためであろうと言っている。この可能性は，共感教育の開始前に，共感が何を意味するか不確実なままの被験者がいるということで示される。同様に，George と Larson（1988）は，「看護職-クライエント関係についての信念は，主に社会的な内容から目的を持った治療的な出会いにまで及ぶ」と述べている。

これらの説明とは別に，本研究は，教員が共感を実践する学生の努力を支援する必要性を明らかにした。これは，第 5 回臨床面接で報告された経験不足感および不安感によって示される（付録 9，表 50）。これは現実主義のようにみえるが，彼らが何か他のことをすべきだったという信念とも関連している可能性が高い。臨床的共感への障壁を除去するには，実習指導上の関係性と臨床業務における発見能力が重要な鍵である。

6.1.2　看護教員が学生に共感的行動を示す責任

本研究の結果から示唆された主要な結論は，看護教員は学生に共感を示す必要があるということである。このことは，看護職が共感に助けられた経験を多数引用していることからも示唆される。これには，オープンであること，双方向であること，防衛的でない実習指導関係，臨床業務の方向性，臨床実践への反省の奨励，などが含まれる。

共感的指導は，模倣すべきロールモデルを提供する可能性が高い。この必要性は，共感教育の前に，ほとんどの被験者は他者との関係を通じて共感を提供する方法を学ぶことができる，という見解からも示唆される。加えて，臨床的共感に対する障壁の報告を考慮して，教員は，学生が問題を解決できるような介入をするために，学生の経験の意味を理解する必要がある。

6.1.3　影響の要約

この節では，次のことが示されている。

a) 看護教育の目的は，臨床技術の促進と新しい知識の獲得にあるべきだ

b) 教育の目的を達成するためには，学習がどのように最適化されているかを考慮する必要がある

c) 臨床技術を向上させるために，教員は，学生が実践できることを保証する必要がある

d) 教員には臨床的なスキルと，学生がその知識を臨床に応用するのを支援する能力が必要である

e) 望ましい教育成果を確実に測定する評価ツールを開発する必要がある

f) もし教員が，臨床環境で共感を示すことを学生に要求する共感教育を開始しようとすれば，臨床的共感に対する障壁を学生が克服することができることを保証する責任がある

g) 学生のニーズを理解するために，看護教員は共感を示す必要がある

以上の教育デザインの必要性は，特に臨床的に焦点を当てた共感教育に関連して，医療サービスの目的によって左右される。この研究から得られた知見と医療サービスとの関連性については，次の章で考察する。

6.2　医療サービスへの影響

医療サービスの目標に対する研究および開発上の知見の関連性は，患者憲章によって示唆される。例えば，NHS（スコットランド）患者憲章では，臨床的ニーズの優先順位付けと治療目標の設定において，臨床医が医療サービスの利用者と協力する必要があることを強調している。NHS（スコットランド）憲章（1992）は，医療について以下の基準を定めている。

クライエントは次のことを実行する必要がある。

a) 自分の健康に対する責任を担う

b) 専門家に望むことを伝える

c) ケースではなく，人として扱われる権利がある

1992年4月から，すべての病院と医療従事者は，これらの成果を達成し，クライエントをケアに参加させるよう要求された。その結果，政府憲章の目的は，衛生局，地域保健委員会，NHS基金などが作成した英国内の多くの憲章に反映されている（例：Highland Community Trust-Mental Health Division, 1992; The Association of Community Health Councils for England and Wales, 1992; Highland Health Board, 1994）。患者憲章の目的は望ましいように思われるが，専門家がクライエントの期待とニーズに共感した認識を提供できなければ，達成は危ぶまれることになる。Hogg（1994）が強調しているように，HIVに感染した女性や苦痛の中で生活した経験のある利用者は，医療サービスに対して専門家とは異なる期待やニーズを持っているのである。

　これらのクライエントの期待とニーズを理解することの難しさは，本研究で報告された共感教育前の評価レベルによって明らかである。共感教育前の評価レベルは，教育が開始される時点の看護職が，クライエントの懸念を理解するには共感レベルが低すぎることを示している。この結論は，評価の平均値29.5点に基づいているだけでなく，クライエントの関心と指向を検討するために重要とされる共感スケールの個々の項目が低スコアであったことからも明らかである（項目7及び項目9）。

　担当看護師が，経験を振り返っている人を援助するのに重要な尺度項目で，2点未満のスコアを得ていた場合，教育前にこのような方法で患者を援助できた可能性は低いと考えられる。スコアが2点未満の場合は，クライエントの感情，認識，および目標を探求する頻度が低くなる。このグループは，以下の項目を使用する機会のうち，25％未満しか利用しなかった。

　　　項目1：感情を探求し，はっきりさせようと努める
　　　項目3：感情に応答する
　　　項目5：感情の個人的な意味を探索する
　　　項目7：感情と意味に応答する
　　　項目9：クライエントに方向性を与える

　項目7と9の場合，スケール上の平均点は1点以下だった。すなわち，このアプローチをほとんど使用しない，または全く使用しない傾向であった。感情の個人的な意味を探求するような行動は，クライエントの世界を探るためには非常に基本的と考えられるので，その時点でその看護職は共感力が低いと考えられる。

　この結論は，その看護職が患者の話を聞こうとしないように見えたことにより補強された。人の話を聴く際に重要な2項目については，3点以下の平均点であった。それは，以下のような項目である。

　　　項目2：指図し，気をそらせるように仕向ける
　　　項目4：言語・非言語のコミュニケーションを無視する

　ネガティブな項目のスコアが3点未満の場合，クライエントへの回答の50％以上が，クライエントを心配事からそらし，表現された感情に耳を傾けなかったことを示している。この傾向がクライエントに伝われば，MitchellとBerenson（1970）

およびValenti（1986）が示唆するように，クライエントがオープンになるのを妨げる可能性がある。

　実験群の共感性の低いベースライン測定値は，対照群と同様であった。本研究から得られた知見は，専門家が積極的なレベルで共感を示すことができないという多数の報告と類似している（Gagan, 1983; Hughesら, 1990; WheelerとBarrett, 1994）。すなわち，教育前の共感調査の結果は，登録看護師が共感教育を提供され続ける必要性が依然としてあることを示している。低共感看護という問題は，看護教育での取り組みの結果減少した可能性があるが，最近の文献検討からは断言できない（参照；MorrisonとBumard, 1991; Jones, 1995）。本研究で認められた共感の低い基準値は，看護教育が第2章で言及された理論と実践の二分法を減らす，という問題を解決した可能性が低いことを示唆している。それゆえ，最悪の場合には看護師教育には共感教育に問題があったのではないか，最良の場合には本研究の対象者は教育前に共感について多く学んでいたのではないか，という示唆が論理的に導き出される。クライエントが何を望んでいるのかを理解しようとしたり，治療成績の設定に患者を関与させることは，共に困難であることを示唆している。

　共感教育受講中の看護職が，共感教育前の測定で成績がよかったにも関わらず，臨床領域において実際の共感の使用ができていないことが懸念される。障壁の1つは，同僚の無理解な見方であった。この知見は，ほとんどの看護職が対人関係スキルの向上を望んでいたという，教育前の所見とは対照的である。一部の同僚が否定的な態度をとっている理由としては，スタッフの配置，仕事量，頻繁な入退院，共感の治療上の可能性に対する理解の欠如が，共感を状況的規範（あるべき姿）と見なすことを妨げていることが挙げられる（HughesとCarver, 1990）。

　クライエントに共感を示すことが職場において明確に期待される場合，クライエントと1対1で話す同僚の態度への不安は減少する可能性がある。このような状況を達成するためには，権限のある人（管理者）は共感をモデル化し，その利用を奨励する必要がある。そのような奨励には，長期の1対1関係を可能にするスタッフの配置と，看護職がクライエントを知る機会を奪う頻繁な入退院の影響の調査が含まれるべきである。さらに，看護職のための教育を受けようとする人々は，受講した共感教育が実際に看護職が臨床状況で共感を提供する方法を学ぶことができるのか確認する必要がある。

　ここで提案した方法は，本研究の看護職が，クライエントが健康の脅威に対処す

る独自の方法を発見するのを助けることに関連する共感スケール項目で，高いスコアを得ることができなかった，という知見に照らして必要であると思われる。看護職は共感スケールのすべての項目で得点したが，クライエントが選択肢を検討するのを助ける能力は最も得点が低かった（項目9）。

項目5（＋41.6%）と項目7（＋46.6%）の項目利得は，実験群は対照群よりも能力が高く，患者が感情に関連する状況を探索するのを支援し，患者への積極的関与ができることを示している。しかし，クライエントがどの程度まで新しい能力を開発することができたかについては推測の余地がある。被験者は，クライエントが経験を吟味することに価値があると学べるようにするためにカウンセリングを利用しようとしていたことが示唆された。そのためには，意図的な目標指向型思考を伴う被験者の認知能力が必要である（Le Fevre, 1995）。

経験を吟味することは，クライエント側に新しい洞察をもたらすが，行動を変えるには十分ではないかもしれない。ストレッサーに対する不健康反応を修正できるかどうかは，クライエントが新しい適応的な対処反応を選択するのを支援する看護職の能力に依存する可能性が高い。クライエントが新しい対処戦略を選択するのを支援することに最も直接的に焦点を当てた共感スケールの項目については，訓練中の上昇が最も低かった。
その項目は次のとおりである

項目9：クライエントに方向性を与える

なぜこの項目が教育に対して最も抵抗性であったかは，看護教員にとって大きな関心事である。このスキルは，共感のベースライン測定時には対象者にほとんど存在しなかったからだと考えられる。以下の2つのことが示唆されている。①それは看護文化に異質な反応であること，②登録看護師はこの治療反応について相当量学ぶ必要があること。これらの見解は，看護職は患者が関心のある分野に集中するのを支援できないと報告している研究によって支持される（Cormack, 1976; Melia, 1981; Maguire, 1985）。

共感教育の目的は，Garkhuff と Truax（1965）が提供するような，カウンセリングトレーニングの目的と同一ではないが，患者が病気に対処するよい方法とよい治療結果を特定するのを支援する能力という点では，患者憲章の目的と合致する。本研究で報告された臨床的共感に対する障壁は，看護師がこれらの目的を達成する

のが困難であることは想定内であったことが示唆される。看護職は，クライアント
の話を聞いたり，何が起こってほしいかを聞いたりするために，邪魔されることの
ない時間が必要である。

　このような理由から，臨床的共感の障壁に対処する必要がある。そうでなけれ
ば，クライアントの憲章に示された目標は満たされない。本章で議論されている問
題点は，研究の成果と併せて考えると，今後の研究に示唆を与えるものである。

6.3　今後の研究への影響

　本研究の今後の進展が提案される。臨床的専門分野の影響を調査することで，社
会的および組織的背景の違いが共感にどの程度影響するかについて，さらに理解が
深まる。また，本研究の被験者の大多数が女性であったため（n＝27），性役割の
影響の調査は，共感に影響する変数に関するさらなる理解につながる可能性があ
る。この提案は，クライアントと援助者の組み合わせが，結果に影響を与えるとい
う Beutler ら（1996）の見解に関連している。

　共感の安定性を検討する必要がある。その検討は，学生の臨床能力の評価に対す
る看護教員の態度の変化をもたらす。共感力を測定しても，個人の長期的な共感能
力については，あまりわからないかもしれない。共感は血圧のようなもので，気
分，時間，中断などの環境変数に応じて変動する。

　疑問点は，以下の二つである。「共感は状況によって時間とともに大きく変動す
るのか？」と「同僚に対して常に低い共感を示している看護職は，クライアントに
対して常に高い共感を示しているのか？」これらの疑問点を調査する方法は，同じ
看護職によって観察されたクライアントが，長期間にわたって同様のレベルの共感
を受けたかどうかを観察し，これらのレベルを同じ期間に同僚が受けた共感のレベ
ルと比較することである。

　また，共感の長期的な事後測定を行う必要がある。トレーニング成果の調査を延
長することは現実的には難しいが，本研究の3～6か月の期間を超えて調査を延長
することは有益であろう。そうすれば，トレーニング成果がどの程度維持されてい
るかについての洞察が得られる。また，教員は共感教育の長期的な有効性について
より深く理解できるようになり，職場で共感を損う，または持続させる要因につい
てより多くを学ぶことができるようになる。

　教育研究のための残された課題は，臨床実習においてワークショップ学習の再現

できる程度を確立する必要性，あるいは看護職の共感の促進と維持の点で，定期的な臨床指導または両者の組み合わせが優れているかどうか，である。これは，看護教員が臨床環境で何が起こるかにより興味を持つようになる効果があるかもしれない。看護教員の間では，様々な形式のワークショップ教育に大きな関心があるが，これが臨床実習に及ぼす影響は十分に理解されていない。

　教員は，臨床実習の現実に対処する必要がある。そのためには，看護職との短時間の接触中にクライエントが表明した懸念を調査研究する必要がある。これらのデータが得られれば，教員が，看護職が短時間の接触をより効果的に利用できる学習プロセスを構築することができる。看護職が，公式・非公式を問わず，クライエントとの接触が短時間であっても治療的になれる教育プログラムは，看護職文化の中でより信頼されるようになるだろう。

　共感尺度の限界として考えられるのは，それがもっぱら言語行動に焦点を当てていることである。アイコンタクト，姿勢および身体接触のようなコミュニケーションの非言語的側面は，録音から評価できないため，意図的に除外された。しかし，Kunst-Wilson ら（1981）は，理解と感情をクライエントに伝える際に非言語的な行動がかなり重要であると指摘している。このような理由から，共感スケールでの被験者の評価と非言語行動の評価との関係を研究することは有用であろう。クライエントからの報告，録音記録，または非参加者による非言語的行動の観察は有用である。これらのデータは，共感スケールの構成概念妥当性にさらなる洞察を与えるであろう。なぜなら，共感力の低い人は，アイコンタクトの回避，高頻度なうなずき，頻繁なジェスチャーを示すと言われているが，共感力の高い人は，一定の凝視，中程度のうなずき，抑制的なジェスチャーを示すからである（Lyons-Halaris, 1979）。ここで提案した研究は，共感スケールの構成概念妥当性に関連している。なぜなら，それは，性質や傾向が生じる可能性のある人を特定する方法になるからである（Cronbach と Meehl, 1955）。

　共感スケールの構成概念妥当性を検討するさらなる方法は，クライエントの健康転帰に対する共感的な看護師の影響を検討する実験研究を行うことである。この研究では，看護職は，様々な問題でクライエントを助けていると報告された。不安，罪悪感，喪失や変化への適応，自尊心の低さ，痛みなどである。このような問題においてクライエントの転帰を研究することは，共感とクライエントにとって好ましい健康上の転帰との間に想定されている関係を調査することにもなる。共感と援助の間に想定された関係は，広範囲に研究されているが，研究のほとんどは看護以外

の文脈を含んでいる。看護職を対象に研究が実施されている場合，研究デザインは実験的ではなく，特定の健康上の転帰（結果）に焦点を当てることは少ない。クライエントに対する看護職の共感性と特定の健康転帰との間に相関が示されれば，臨床看護を管理する者は，現在看護中に存在する共感性の低いレベルを改善しようとするかもしれない。

6.4　看護教育の機会のまとめ

　本章では，看護教育の目的は，クライエントを援助するために，学生が臨床的に何ができるか，また学生が何を知っているのか，に関心を寄せることにある，と述べてきた。その目的を達成するために，教員は臨床環境での学習の限界を認識し，共感などの援助理論を実際の訓練状況に適用する学生の努力を支援すべきである。そして教員は，臨床環境で共感を提供する学生の能力を阻害する障壁に対する共感的な気づきなどの幅広い能力を持つ必要がある。教員は，望ましい教育成果のために信頼性と有効性のある対策法を持つ必要がある。

　本研究の知見から，医療サービスの目的が，臨床看護の共感が低いレベルにとどまるかぎり，達成されないことが示唆される。一方，本研究の結果からは，臨床的共感を提供する看護職の能力に影響する障壁を取り除くために，教員と管理者が協力するならば，新しい共感教育がこの問題を解決できるという見解も見いだせる。そうしないと，看護職や他の専門家は，臨床的ニーズの優先順位付けと治療目標の設定を目的としたクライエントとの協力関係を達成できない。

　本研究は，将来の研究のための多くの方向性を示している。性別および特定の臨床分野が看護職の共感能力にどの程度影響するのか，などである。共感教育の学習成果がどの程度維持されているか，共感が状況に関連しているかどうかをさらに検討する必要がある。

　本研究は，実習指導の人間関係の状況と経験的臨床研究の新発見の可能性が，共感教育の重要な構成要素であることを示唆しているが，臨床実践においてワークショップ学習がどの程度再現できるかは不明である。臨床ワークショップが役立つかどうかについては，さらなる調査が必要である。

　研究者はまた，看護職がクライエントとの短い接触の間に，共感する手助けをする最善の方法を調査する必要がある。これらの相互作用は，ほとんどの看護職−クライエント相互作用の実態を表している。この研究から，看護教員が看護状況にお

ける共感の臨床的有用性を理解し，看護職が患者の利益のためにこれらの接触を利用できるようになるだろう。

　最終的に，新しい共感尺度の構成概念妥当性はさらに検討する必要がある。共感スケールにおける看護職の得点とその非言語的行動との関係性の研究などが含まれる。被験者のスケール上の得点と，クライエントにとって測定可能な利益との関係を調査することも重要である。

付録

　説明の中で用いられている，テーマ，サブテーマ，概念，その他は，以下のカッ
コで囲っている。
〈　〉　テーマ
［　］　サブテーマ
｜　｜　概念
（　）　その他

付録 1 共感尺度と使用者のガイドライン

　この尺度は，クライエントまたは患者との言語的な対話中のカウンセラー（例えば，看護職）の行動と態度を説明する 12 項目を含んでいる。あなたは，それぞれの記述を読んで，あなたが評価する人（例えば，あなた自身，あなたを支援する看護職，同僚など）との最近の関係性に当てはめたとき，当てはまるか，当てはまらないないか，その程度を決める。あなたは以下のスケールによってすべての記述に意見を尋ねられる。

1. 常に当てはまる（100％）
2. ほとんど当てはまる（90％）
3. 大体当てはまる（75％）
4. しばしば当てはまる（50％）
5. ときには当てはまる（25％）
6. まれに当てはまる（10％）
7. 当てはまらない（0％）

　尺度をスコアリングする前に，共感尺度の記述を読み，操作的定義と臨床例（提供された使用者のガイドライン）を考慮に入れる。尺度のそれぞれの項目について一つ選んでチェック（✓）する。

	常に当てはまる	ほとんど当てはまる	大体当てはまる	しばしば当てはまる	ときには当てはまる	まれに当てはまる	当てはまらない
	100%	90%	75%	50%	25%	10%	0%
1. 感情を探求し，はっきりさせようと努める							
2. 指図し，気をそらせるように仕向ける							
3. 感情に応答する							
4. 言語・非言語的コミュニケーションを無視する							
5. 感情の個人的な意味を探索する							
6. 一方的な判断や独断的な発言							
7. 感情と意味に応答する							
8. 話をさえぎり，多忙を装う							
9. クライエントに方向性を与える							
10. 解決へ焦点を合わせない・直接の質問に答えない・誠実さに欠ける							
11. 適切な声のトーンとリラックスした響き							
12. 不適切な声のトーンとそっけない響き							

項目 1．感情を探求し，はっきりさせようと努める

操作的定義

　感情，傾聴，観察を評価することや説明することをクライエントに求める。カウンセラーがクライエントの世界を知らないときに効果的である。その理由から，項

目5とは質的に異なる。基本的にカウンセラーは，感情的経験について詳細に伝えることにより，その意味を明らかにすることをクライエントに求めている。

臨床例
「今あなたがどう感じているか，私に教えてください。」
または
「あなたがどう感じるか説明してください。」

　次に，カウンセラーは反応を待ち，クライエントの言語的・非言語的コミュニケーションに気付き，さらに詳しい情報や説明を求めることによって，このコミュニケーションに応答する。
例えば：

「あなたが落ち込む意味を説明してください。」など，カウンセラーはクライエントによって表現された世界を感じていることを含むべきである。
または
「あなたが落ち込んだと感じたとき，どうなりますか。」など
または
「私には正確にあなたのことを理解することが難しいです。あなたに起こっていることを私がより理解できるように他の方法で説明することは可能ですか。」

　もし，クライエントが「ブロッキング」すなわち感情の経験についてオープンにできないことや，彼ら自身の健康を心配するならば，この問題は臨床面接のために問題となることがある。カウンセラーは，クライエントが受容されたと感じ続けることを可能にする方法で問題に焦点を当てると同時に，選択肢をつくることが可能である。
例えば：

「あなたは，私と話している間，緊張や不快感など，感じていますか。」
または
「もし・・・について話すことが苦痛であれば，あなた自身について少し私に教えてください。」
または
「今はあなたの時間です，あなたが重要だと感じる何かについて話してください。」
または

「この瞬間，あなたにとって心地良いことについて話してください。」

項目 2. 指図し，気をそらせるように仕向ける

操作的定義

　話題を変えることによって，心配事からクライエントの気をそらせる。一般的に，その意味は，表面的な内容に注目して，感情的メッセージを無視することである。そして，カウンセラーがクライエントのメッセージを完全に無視しながらも，会話の中で新しい話題を始めることを意味する。

臨床例

クライエント：「私は以前，自分が何をしたいか，自分自身で決定し，自分の人生をコントロールしていた。よく私は衝動的に海外へ行っていた。スイスとか・・・」
看護職：「私にスイスのこと教えてください。」

または
クライエント：「憂鬱な裏通りから抜けるように，この問題を乗り越えることで，私には赤ちゃんができたの。」
看護職：「赤ちゃんは元気ですか？」
クライエント：「元気よ。」
看護職：「男の子ですか？女の子ですか？」
クライエント：「女の子よ。」
看護職：「かわいい，あなたはとても満足そうですね。」
クライエント：「はい」
看護職：「彼女はいい子？」
クライエント：「とてもいい子よ。彼女は毎晩眠ってくれるの。」
看護職：「今日は誰が彼女のこと見ているの？」
クライエント：「おばあちゃんよ。」
看護職：「きっと，彼女は楽しんでいるね。」
クライエント：「はい」

　さらに，心配事からクライエントの気をそらせるとき，カウンセラーは感情について尋ねることを避ける傾向がある。例えば：

クライエント：「私は，自分に何が起こってるのかわからない。」
看護職：「悪化するかもしれないけど，頑張ってください。」

または

「そうですか，前より良くなってますよ。」

項目3. 感情に応答する

操作的定義

　クライエントがメッセージに反論することや確認することができるように，感じていることをはっきりと伝え，コミュニケーションを試みる。

臨床例

「それはあなたが・・・と言っているかのように聞こえます。」

または

「あなたは・・・な印象を私に与えます。」

　感情に対して応答しているとき，カウンセラーはクライエントが意味することを明らかにする試みとして感情的な言葉を含むべきである。例えば：

「あなたはそれについて怒っているのですか？」

または

「あまたは失望しているのですか？」

または

「あなたはコントロールできないくらい，ひどく腹が立ったのですか？」

項目4. 言語・非言語的コミュニケーションを無視する

操作的定義

　クライエントの言語・非言語的コミュニケーションの意味を明らかにする試みと，そのコミュニケーションに焦点を当てることへの失敗。カウンセラーが完全にクライエントのメッセージを探索することに失敗する項目2とは異なり，話題は変えないが，メッセージを完全に無視する。

臨床例

クライエント：「私は最近落ち込んで，本当にお腹が減らない。私は食事をするというより，ただ水を飲むだけ」

看護職：「医師は，あなたが毎日たくさんの水を飲むことを勧めてますから，いいことですよ。カルテには，あなたが糖尿病だとあります。だから今の食生活が問題を起こすことはないですよ。」

または
「むしろ私は良くなったと思いますよ。」

看護職：「あなたの気持ち，分かります。」

　しばしば，カウンセラーは言語・非言語的コミュニケーションが一致してないと気付くことに失敗する。

言語的コミュニケーション
クライエント：「はい，検査のことは全く心配していません。私は何も心配ではありません。もし私が脚を切断しなければならないなら，切ってしまえばそれで済みます。」

非言語的コミュニケーション
言っている間，落ち着かない様子でアイコンタクトを避け，イライラした声で，震えや発汗などの生理学的反応が見られる。

看護職：「何も恐れていないなんて，すばらしいです。何も心配ないですよ。」

項目 5. 感情の個人的な意味を探索する

操作的定義
　患者のコミュニケーション上の重要な人生経験を再現することによってクライエント個人の感情の意味を探索するためにクライエントを支援する。セラピストの考えではなく，クライエントに焦点を当てる。クライエントの世界のいくつかの経験的知識に準じて，カウンセラーは特別な感情からライフイベントと結びつけることを試みるため，項目 1 とは異なる。

臨床例
「今日は大丈夫だと感じていると言っていますが，昨日の朝と比較するとどうですか。」
または
「家での一日について話してください。あなたがその時どう感じたか教えてください。」
または
「例えば，あなたが絶望的になったとき，どうなったのか説明してください。」

項目 6. 一方的な判断や独断的な発言

操作的定義

価値を評価し，アドバイスを不適切に与え，求められていないアドバイスをし，クライエントに反対することを表現する。

臨床例

クライエント：「私は検査を受けました（クライエントは泣き始める）。私は自分がどうなるか分かってる。私は立ち上がることができない，私は何もできない。」
看護職：「これからあなたは良くなります，大丈夫です。」

または
看護職：「あなたは自分の気持ちを話したいですか。」
クライエント：「いいえ。私は大丈夫です。私は臆病者ではない」
看護職：「たいていの人は緊張することが多いのに，あなたは理解できているのですね。」

または
クライエント：「とても辛い，私は自分が 16 歳の子どもになったように感じる。」
看護職：「あなたはそのように感じるべきではありません。あなたにはたくさん辛いことが起こっているのですよ。」

項目 7. 感情と意味に応答する

操作的定義

特定の感情の状態からクライエントの個人的理由を表現して，捉えることを試みる。「・・・だから，あなたは・・・と感じている」のような伝え方をする。

臨床例

「組織検査の結果で明らかになるかもしれないから，あなたは不安に感じている。」
または
「まだ理想の体重になっていないから，あなたは悩まされている。」

決まり文句や正確な言葉は重要ではない。彼らはクライエントのコミュニケーション理解についての枠組みを用意するだけである。伝え方は「・・・のとき，私は・・・と感じる」または「今・・・で，あなたは・・・と感じている」のどちら

か一つを選ぶ。例えば：

「あなたは尊敬されていないから，会社に行くと孤独を感じる。」

または

「今，あなたは家族に自分が必要とされていないので，自分は役に立たないと感じている。」

項目 8．話をさえぎり，多忙を装う

操作的定義

　クライエントに過剰に話す。速く話す。言葉で時間がないことを示し，クライエントのメッセージを完全に遮断する。

臨床例

　この行動の一部は長い漠然としたカウンセラーの反応の一部であるということに気付くかもしれない（すなわち，クライエントの言語的反応よりも長い反応がある）。この長い反応は，クライエントの語りを減少させるかもしれない。さらに，カウンセラーはクライエントのメッセージが完了する前に割り込み，正確にメッセージをききとることに失敗し，その結果としてクライエントのメッセージを誤解する。例えば：

クライエント：「私は1分くらい痛みがなくなり，そして次の瞬間もとの辛さに戻った。私は・・・」

看護職：「あなたの痛みがなくなるまで4，5日かかり，実際に良くなるまでには6週間から8週間かかります。痛みがなくなるまで時間がかかるのです。でも，一番辛いのはたくさんの薬を飲んだ最初の数日ですよ。」

クライエント：「うーん」

または

クライエント：「私は薬を飲むべきじゃないのではないか？私は飲みたくない。私は拒否する・・・」

看護職：「そうすると痛みは和らぎませんよ。」

クライエント：「私は我慢できないほど痛かった訳じゃないし，ときどき痛みがあるくらいだった。」

項目 9．クライエントに方向性を与える

操作的定義

　クライエントの選択を反映した方法で個人的な問題を解決する方法を見出すため

にクライエントを支援する。

臨床例

　例えば３つの段階が考えられるかもしれない。最初の段階では，現在の対処方法の有効性を探るためにクライエントを支援する。例えば，カウンセラーはこう言ったかもしれない。

「あなたは特別な薬を飲むことで，何を望みますか。」
または
「あなたは自分が賑やかな場所を避けるとき，どう感じていますか。」
または
「あなたが人に怒ると，次に何が起こりますか。」

　次の段階では，個人的な問題の新たな解決を探すためにクライエントを支援することである。例えば：

「あなたはこれらの感情に対処するため，何か代わりの方法を考えることができますか。」
または
「他に，あなたがしたいことするため，他人に最善を尽くさせることができますか。」

　カウンセラーの究極の目的は，（より効果的な）新しい個人的な問題の解決を見出すためにクライエントを支援することである。いったん，カウンセラーは潜在的な対処方法を探して評価することでクライエントを援助したことがあれば，クライエントがどうしたいのか知るために適切な態度になる。方向づけを提供する最後の段階は，特定のクライエントの問題を含む明確な意見をつくることに関わる。以下の応答は高い方向づけによる意見の例である。

「上司があなたと話をしないから，あなたは落ち込んでいる。あなたは彼にどうしたいのか尋ねたいのですね。」

　この応答の２つめの部分は「そしてあなたは・・・したい」とクライエントに方向性を提供し，彼はどうしたいのかを反映する。別の形式としては「あなたは・・・したくて，・・・しようと思っている」とできる。この応答もまた，問題がある状

126

況についてクライエントの新しい解決を反映する。

項目 10. 解決に焦点を合わせない・直接の質問に答えない・誠実さが欠ける

操作的定義

　直接的な問いかけへの応答に失敗する，または慌てたり，躊躇したり，忘れられたように見えたり，そしてまた防衛的であるように見える。クライエントの目標の探索に失敗する，不正確である，または話をそらすという方法で応答することにより，クライエントのニーズを探索することに失敗する。問題解決を無視する。

臨床例

クライエント：（笑いながら）「私は怒っているのよ。あなたたちは入ってきて，用事を終わらせてすぐに出ていき，私は手も足も出ない。悪いことをしたと気づいていない。あなたは知ってるでしょう？　私にはいつも癌の恐怖ある，もしあなたが私の立場だったら，あなたはそうしないでしょう？」
看護職：「うーん（躊躇して）。それが普通ですよ。」

または
クライエント：「主治医が，私に真実を話してくれないことがとても怖い。深刻な何かが発見されたと思いますか。」
看護職：「あなたは医師に質問することが必要だと思うんですけど・・・でも，私は心配する必要はないと思っています。」

項目 11. 適切な声のトーンとリラックスした響き

操作的定義

　優しく，急がず，興味を持った，快適な声かけ。主に声の抑揚によって伝えられるが，言葉づかいによって強めることができる。

臨床例

クライエント：「今，話す時間がありますか？」
看護職：「もちろんです。どうぞ，椅子へおかけください。」
または
看護職：「いつでもどうぞ」

　本質的に，カウンセラー-クライエント関係において程度と大きさを決めること

は自由に防衛できることであり，評価者は操作可能な条件の存在範囲を決定することができる。脅すようなことのない声のトーンは，あたたかさ（尊敬）と誠実さ（開放性）を伝える傾向があり，この条件はカウンセラーに対するクライエントの応答だけによって決定される。これはクライエントが開放的で，口ごもることなく，そして分析的になることを意味している。

項目 12. 不適切な声のトーンとそっけない響き

操作的定義

　例えば，不親切，敵対的，そして性急などのネガティブな声かけ。あるいは，ネガティブな応答はより受動的なフォーム，例えば，うんざりして，無関心で，邪魔に思って，やる気がないように伝わるかもしれない。主に声の抑揚を介して伝えられるが，使われる言葉づかいによって強めることができる。

臨床例

クライエント：「話をきいてもらっていいですか。」
看護職：「私が忙しいことがわからないのですか。」
看護職：「わかりました（あくびをする）。今，私たちがやっていることは，あなたにとって無意味に見えるかもしれませんが，患者のための仕事のひとつです。」

　本質的に，項目 12 は項目 11 の逆転項目になる。もし，カウンセラーのトーンがクライエントを脅かすように感じられたら，関係の中に防衛が存在するだろう。つまり，クライエントの応答はカウンセラーに対しておそらく防衛的になる。それは口ごもり，会話の減少，カウンセリング関係からの撤退，例えば，怒り，不安，倦怠感などの様々な気分の転換の形成につながるだろう。

付録2 共感尺度の項目の信頼性（クロンバックα）

項目すべての統計

	項目を削除した場合の平均値	項目を削除した場合の変動	Item-Total 相関	二乗相関	項目を削除した場合の α 係数
項目 1	48.17	66.79	.55	.46	.89
項目 2	48.17	62.64	.59	.54	.88
項目 3	48.07	63.14	.72	.66	.88
項目 4	47.74	65.74	.57	.57	.88
項目 5	48.68	62.08	.68	.60	.88
項目 6	47.69	65.77	.57	.56	.89
項目 7	48.55	63.03	.62	.50	.88
項目 8	47.71	64.56	.67	.57	.88
項目 9	49.02	64.04	.67	.38	.89
項目 10	47.79	67.39	.52	.43	.89
項目 11	47.92	64.66	.72	.65	.88
項目 12	47.28	66.36	.65	.63	.88

12 項目の信頼係数　$\alpha=.89$　標準化された項目の $\alpha=.90$

付録 3　共感尺度の内的分別（ファイ係数）

項目 1 ファイ	=	.79		項目 2 ファイ	=	.89
項目 3 ファイ	=	.87		項目 4 ファイ	=	1.00
項目 5 ファイ	=	.94		項目 6 ファイ	=	.95
項目 7 ファイ	=	.87		項目 8 ファイ	=	.95
項目 9 ファイ	=	.69		項目 10 ファイ	=	.88
項目 11 ファイ	=	.76		項目 12 ファイ	=	.91

これらの相関係数（ファイ）の有意水準は $p < .001$ だった。

付録 4 教育課程前後の面接計画 半構造化面接計画（教育課程前）：

質問 1

共感教育課程を使用する理由を説明してください。

（理由が出てこない場合，特定の問題に焦点を合わせるために使用される）

　　a）そもそも，この教育課程を使用することを検討した理由は何ですか。

　　b）この教育課程の内容と目的について知っていることを教えてください。

　　c）あなたはどのような知識を得たいと望んでいますか？

　　d）あなたは仕事のどの面で一段と熟練したいですか？

　　e）あなたがこうなりたいと思う特定の人を説明してください。

質問 2

あなたが好む学習方法について教えてください。

（必要に応じて，特定の問題に焦点を合わせるために使用する。）

　　a）知識を得るためにあなたにとって最適なものは何ですか？

　　b）共感的関係を築くための技能を身につけるために，あなたに最適なものは何だと思いますか？

　　c）共感はどこで学ぶのが最もよいと考えますか？

　　d）あなたの意見について説明してください。

　　　　① 教員中心の学習，ここでは教員の経験に焦点が当てられています。

　　　　② 学習者中心の学習，ここでは学習者の経験に焦点が当てられています。

　　e）自分のペースで自ら取り組む，通信教育についての意見を説明してください。

　　f）スーパーバイザーなど，あなたの教育課程プログラムを指導する責任者に対するあなたの期待を説明してください。

　　g）あなたが期待する，スーパーバイザーが持つ特性を説明してください。

質問 3

あなたの学習を妨げる可能性がある状況を説明してください。

（必要に応じて，特定の問題に焦点を合わせるために使用する。）

　　a）以下の状況の中であなたの学習を妨げる可能性がある状況について説明してください。

① スーパーバイザーと直接連絡を取り合う。

② 自宅で学習する。

③ 臨床現場での実践。

④ 大学でのワークショップ。

b) 予想される学習に対する障壁について，あなたの考えや感情はどのようなものですか？

c) あなたはどのように学習に対する障壁に対処しますか？

d) あなたの対処法はどのように効果的またはどのように効果的でないですか？

質問4

共感教育課程と学習の他にあなたが重要だと思うことについて説明してください。

半構造化面接計画（教育課程後）

質問1

この教育課程によって，教育課程受講前の目標がどの程度適切に達成されたかを説明してください。

（理由が出てこない場合，特定の問題に焦点を合わせるために使用される。）

a) 共感教育課程の内容と目的についてあなたが学んだことを教えてください。

b) あなたが共感について，新しい知識として学んだことについて話してください。

c) あなたが一段と熟練した仕事の内容について説明してください。

d) 共感尺度（項目1-12）に対するあなたの行動や態度に関して，何が変化しましたか？

e) （教育課程前に）効果がないと判断していた対人関係における，あなたのパフォーマンスについての今の意見を説明してください。

質問2

あなたにとって効果的な学習成果を促進した学習経験について説明してください。

（必要に応じて，特定の問題に焦点を合わせるために使用される。）

a) あなたが知識を獲得するのに役立った学習経験について話してください。

b) 共感的関係を築くために必要な技能を学ぶのに役立つ学習経験について話してください。

c) 教育課程の構造と構成についてあなたの意見を説明してください。

d) 学習者中心の学習についてのあなたの意見を説明してください。

e) 通信教育についてのあなたの意見を説明してください。

f) スーパーバイザーがあなたの学習をどのように支援したかを説明してください。

g) スーパーバイザーの貢献によって，どの学習目標が支援されましたか。

h) あなたの学習に影響を与えた，スーパーバイザーの特性を説明してください。

質問 3

あなたの学習を妨げた状況を説明してください。

（必要に応じて，特定の問題に焦点を合わせるために使用される。）

    a) 知識の獲得を妨げた状況について説明してください。

    b) 共感の構築技能を学び実践する能力を妨げる状況について説明してください。

    c) 学ぶことが妨げられたときの，あなたの考えや感情を説明してください。

    d) 妨げられた理論的要素や技能を説明してください。

    e) 学習への干渉にあなたがどのように対処したのかを説明してください。

    f) 対処の方法がどれほど効果的だったかを説明してください。

    g) 学習への干渉を減らすのに役立つ利用可能な資源について説明してください。

質問 4

共感教育課程について他に何かあれば，説明してください。

付録 5 　臨床領域でのカウンセリング 面接中に発生する状況の評価

教示

　対人技能に関する専門的な研究 1 教育課程：共感では，臨床領域で一連のカウンセリング面接を実施します。

　5 回目のカウンセリング面接の直後に，この質問紙に回答してください。9 つの質問に回答するときは，慎重に考え，十分に回答してください。提供する情報が多いほど，看護教員は，実習中に継続教育を受ける学習者が必要とするより効果的な援助と支援を理解できるようになります。

1. 面接場所の次のような状況を説明してください。
   a) 面接場所で提供されるプライバシーの程度
   b) 注意散漫の克服
   c) 設備の快適さ

2. 次の点に関して，その時点での病棟・部門の人員配置レベルを説明してください。
   a) スキルの組み合わせ（つまり，勤務中のスタッフの種類）
   b) a) は臨床（カウンセリング）面接にどのように影響したか？

3. 以下に関する臨床（カウンセリング）面接時間の長さを説明してください。
   a) 予定された面接時間
   b) 実際の面接時間
   c) 予定された面接時間との差異の理由

4. 臨床（カウンセリング）面接中に達成しようとしていたものについて
   a) クライエントを理解していますか？
   b) クライエントを支援していますか？
   できるだけ詳細かつ具体的に説明してください。

5. あなたが使用しているカウンセリングのアプローチに潜在的に反応すると考えるクライエントの問題・ニーズは何でしたか？

できるだけ詳細かつ具体的に説明してください。

6. この臨床（カウンセリング）面接の前に，クライエントとどのくらいの頻度で話しましたか。
   a）公式：例えば，以前のカウンセリング面接
   b）非公式：例えば，病棟・部門での短い会話

	機会の数	合計時間
正式		
非公式		

コメント

7. 次の要因について説明してください。
   a）目標を達成するのに影響した，あなたのカウンセリング能力
   b）目標を達成するのに影響した，クライエントの行動やあなたへの反応
   c）目標を達成するのに影響した，あなたの同僚
      ① 面接の前（直前）または
      ② 面接中

8. ここで説明した状況が，以前のすべての面接とどの程度類似していたかを説明してください。

9. 今までの質問以外で，面接の内容や期間に影響を与えた他の要因を説明してください。

付録6 面接と調査方法に関する質問の理論的根拠

教育課程前面接

　教育課程前の面接計画の目的は，学習者が教育に取り入れている特性，およびそれらの形成的な学習経験を探究することであった。

　計画には，3つの開かれた質問とそれに関連して促すもの（サブ質問）が含まれた。思い出させるものは，必要に応じて使用されるために，回答者の回答を，開かれた質問に対する回答から生じた特定の問題に集中させることを目的としていた。3つの開かれた質問は以下の通りである。

質問1　共感教育課程を使用する理由を説明してください。

質問2　あなたが好む学習方法について教えてください。

質問3　あなたの学習を妨げる可能性がある状況を説明してください。

　質問1の主な目的は，学習者の初期の特徴，例えば能力，知識，態度，教育課程への責任といったものを探究することだった。質問1に関連して促す質問は以下の通りである。

　a）そもそも，この教育課程を使用することを検討した理由は何ですか？

　b）この教育課程の内容と目的について知っていることを教えてください。

　c）あなたはどのような知識を得たいと望んでいますか？

　d）あなたは仕事のどの面で一段と熟練したいですか？

　e）あなたがこうなりたいと思う特定の人を説明してください。

　質問2の主な目的は，学習に対する看護師の態度と好ましい学習スタイルを探究することだった。質問2に関連して促す質問は以下の通りである。

　a）知識を得るためにあなたにとって最適なものは何ですか？

　b）共感的な関係を築くための技能を身につけるために，あなたに最適なものは何だと思いますか？

　c）共感はどこで学ぶのが最もよいと考えますか？

　d）あなたの意見について説明してください。

　　ⅰ）教員中心の学習，ここでは教員の経験に焦点が当てられています。

　　ⅱ）学生中心の学習，ここでは学習者の経験に焦点が当てられています。

　e）自分のペースで，自ら取り組む，通信教育についてのあなたの意見を説明してくだ

　　さい。

f) スーパーバイザーなど，あなたの教育課程を指導する責任者に対するあなたの期待
　を説明してください。

g) あなたが期待する，スーパーバイザーが持つ特性について説明してください。

　質問 3 は，学習に対する障壁についての学生の認識に関連していた。この質問は，学習
の妨げに対する学生の認識に対する洞察を提供すると考えられていた。質問 3 に関連して
促す質問は以下の通りである。

a) 以下の状況の中であなたの学習を妨げる可能性がある状況を説明してください。

① スーパーバイザーと直接連絡を取り合う

② 自宅で学習する

③ 臨床現場での実践

④ 大学でのワークショップ

b) 予想される学習への障壁についてあなたの考えや感情はどのようなものですか？

c) あなたはどのように学習への障壁に対処しますか？

d) あなたの対処法はどのように効果的またはどのように効果的でないですか？

教育課程終了後の面接

　教育課程終了後の面接は，学生の共感教育に対する学生の認識に関係していた。教育課
程終了後の面接は，教育課程構成要素が有効または無効であるとみなした理由について，
看護師への洞察を得ることを目的とした 3 つの開かれた質問と，それに関連して促す質問
で構成されていた。質問は以下の通りである。

質問 1　この教育課程によって，教育課程受講前の目標がどの程度適切に達成されたかを
　　　　説明してください。

質問 2　あなたにとって効果的な学習成果を促進した学習経験について説明してくださ
　　　　い。

質問 3　あなたの学習を妨げた状況を説明してください。

　質問 1 の主な目的は，教育課程の結果として，何が学ばれたかを探ることであった。質
問（およびそれに関連する質問）は，回答者の回答を，理論的な知識，彼らの仕事に対す
る態度，および人々を助ける能力に焦点を当てた。質問 1 に関連して促す質問は以下の通
りである。

a) 共感教育課程の内容と目的についてあなたが学んだことを教えてください。

b) あなたが共感について，新しい知識として学んだことについて話してください。

c) あなたが一段と熟練した仕事の内容について説明してください。

d) 共感尺度（項目 1-12）に対するあなたの行動や態度に関して，何が変化しましたか。

e) （教育課程の前に）効果がないと判断していた対人関係における，あなたのパフォーマンスについて今の意見を説明してください。

質問2の主な目的は，学習環境内に含まれる変数を探究することであった。質問とそれに関連して促す質問は，回答者の回答を，学習に不可欠な条件であると考えられた教育課程の側面に焦点を当てることであった。質問2に関連して促す質問は以下の通りである。

a) あなたが知識を獲得するのに役立った学習経験について話してください。

b) 共感的関係を築くために必要な技能を学ぶのに役立つ学習環境について話してください。

c) 教育課程の構造と構成についてあなたの意見を説明してください。

d) 学習者中心の学習についてあなたの意見を説明してください。

e) 通信教育についてのあなたの意見を説明してください。

f) スーパーバイザーがあなたの学習をどのように支援したかを説明してください。

g) スーパーバイザーの貢献によって，どの学習目標が支援されましたか。

h) あなたの学習に影響を与えた，スーパーバイザーの特性を説明してください。

質問3は，質問2と同様に，学習環境の変数に関係していた。ただし，その目的は学習を妨げたり，遅らせたりした状況を調査することであった。質問3に関連して促す質問は以下の通りである。参照される共感尺度は，第4章で説明されているクライエント中心の尺度である。

a) 知識の獲得を妨げた状況を説明してください。

b) 共感の構築技能を学び実践する能力を妨げる状況について説明してください。

c) 学ぶことが妨げられたときの，あなたの考えや感情を説明してください。

d) 妨げられた理論的要素や技能を説明してください。

e) 学習への干渉にあなたがどのように対処したのかを説明して下さい。

f) 対処の効果がどれほど効果的だったかを説明してください。

g) 学習への干渉を減らすのに役立つ利用可能な資源について説明してください。

調査方法

各面接計画の3番目の質問が，提供された3番目の研究質問への回答であることが予想されていた。しかし，質問は，クライエントとの臨床研究の直後に実験群の看護師に施された文脈（付録5参照）によって直接調査された。臨床研究は共感教育課程の構成要素である一連の6回のうち，5回目の監督された臨床面接であった。

質問表は研究者がこれまでに臨床的に学生と仕事をしてきた経験から生じた質問で構成

されていた。学生によってなされたコメントは，臨床研究の間に起こる変数が彼らの共感
関係の理論を実践する能力に影響することを示唆していた。これらには以下が含まれる。
プライバシーなどの環境問題，クライエントから提示される臨床上の難しさの程度，およ
び臨床面接前のクライエントとの接触の程度。これらのデータは，看護師の共感を提供す
る能力に影響を与える臨床環境において変数を特定することが予想された。

付録7 看護師の教育に対する態度

この付録で報告されているデータは，教育課程前の面接に関する最初の2つの質問と，教育課程後の面接に関する最初の質問を中心に構成されている。

教育課程前の面接における最初の2つの質問は以下の通りである。

質問1：教育課程を使用する理由を説明してください。

質問2：あなたが好む学習方法について教えてください。

面接ケジュールにおける質問1は，2つのテーマといくつかの概念を導き出した（表14参照）。

表14　教育課程を受講する学習者の理由に関するテーマ

テーマ	言及数	テーマ内の概念数
学習者の個別目標	132	53
教育課程の事前認識	34	10

〈学習者の個別目標〉のテーマは，53個の概念を生成した。最も頻繁に述べられていた概念は，表15で確認できる。

表15　〈学習者の個人目標〉に関する概念

概念	言及数
自己啓発への関与	13
他者の経験の意味を理解する	9
治療的援助に関する新しい（対人関係）技能の開発	8

以下のコメントは，表15の概念を説明する例である。

「何か異なることを学ぶために，新しいことがしたいです。私は登録看護師をやっているだけなので，私のキャリアの段階には，もっと教育が必要だと本当に感じています。」
　|自己啓発への関与|

「私の臨床分野では，アルコールの問題または薬物の過剰摂取やリストカットといった自傷行為を負った人々を対象にしています。私は，それらの人の問題や行動の根拠を理解できるようになりたいです。」
　|他者の経験の意味を理解する|

「私の領域（精神科）では，クライエントは人生におけるたくさんの問題の核心にたどり着くために，私たちを頼っています。時々，私はクライエントの気がかりを理解することや，彼らの病気への対処を促すことができません。」
　|治療的援助に関する新しい対人関係技能の開発|

質問 1 は，教育課程の内容についての看護師の認識と学習プロセスに関する 2 番目のテーマを導きだした。このテーマの中では 10 個の概念が確認されたが，30％以上の対象者から述べられたのは 1 つだけだった（表 16 参照）。

表 16　〈教育課程の事前認識〉に関する概念

概念	言及数
教育課程の内容の不確実さ	16

最も頻繁に述べられた概念は，以下のコメントで説明されている（n = 16）。

「正直言って，私は教育課程についてあまり知りません。それは，患者とスタッフとの対人関係についてだと思います。」
　|教育課程の内容の不確実さ|

看護師は，教育課程の内容だけでなく，共感の意味についても混乱していた（n = 5）。例えば以下の通りである。

「共感という言葉が常に出てくるのはわかりますが，それらが何を意味するのかを知っている人はほとんどいません。それが何を意味するのか，私もよく分かりません。それは誰かとコミュニケーションをとるための能力であると思いますが，それが正しいかどうかはわかりません。」

看護師が好む学習方法

　（共感教育課程前の面接計画の）質問2では，1つのメインテーマと53個の概念が生成された（表17参照）。

表17　学習者が選ぶ学習方法に関するテーマ

テーマ	言及数	概念数
効果的・非効果的な学習	216	53

　12個の概念が，30%以上の対象者から言及されていた（表18参照）。

表18　学習者の〈効果的・非効果的な学習〉の認識に関する概念

概念	言及数
他者との重要な関係性を通した共感の学び	16
学習仲間からの学び	13
学習者と教員中心の学習の組み合わせ	13
スーパーバイザーからの指導	13
非防御的で安全なスーパーバイズ関係	12
スーパーバイビジョンへのアクセス	11
スーパーバイザーの信頼性	11
文献を読むこと	10
共感的なスーパーバイザー	9
柔軟な教育課程	9
教員中心の学習の限界	9
学習者中心の学習のための選択	7

　以下のコメントは，表18の概念を説明する例である。

　「共感は，現実の世界において，実践や他者と働くことで最もよく学ばれると思います。」
　|他者との重要な関係性を通した共感の学び|

　「技能は，他者との対人関係の中での知識の応用と他者からの意見によって最もよく学ばれます。」

｜学習仲間からの学び｜

「自分自身の経験から多くを学びます。誰かに教えてもらったからといって学んでいないわけではありません。手っ取り早い方法は，自分自身で間違いを犯すのではなく，他の人の失敗から学ぶことです。」
｜学習者と教員中心の学習の組み合わせ｜

「自己評価を気にする必要はありませんが，学習内容を共有してもらいたいです。私の考えが及ばなかったことを見極めて，スーパーバイザーに指導して欲しいです。私は時々間違った路線に行くかもしれません。その場合，私は引き返す必要があると思います。」
｜スーパーバイザーからの指導｜

「スーパーバイザーに脅されているように感じるようではいけません。そうすると，あなたは愚かに感じてしまうかもしれない。理解されたと感じ，平等だと感じてほしいです。」
｜非防御的で安全なスーパーバイズ関係｜

「彼ら（スーパーバイザー）を必要とするとき，特に（学習することの）危機について話す必要があるとき，彼らに相談しやすいと感じるような感覚を持つ必要があります。」
｜スーパービジョンへのアクセス｜

「主には，スーパーバイザーが彼らの問題を知っているということだと思います。自分の経験から多くを学びますが，他の誰かからアドバイスや指示を受けない限り，学んだことはいつも認識されていません。」
｜スーパーバイザーの信頼性｜

「ジャーナルの文献を読むことは，対象について知識を得るのに役立ちます。」
｜文献を読むこと｜

「スーパーバイザーは，（臨床的に）基準に達することができないという恐怖を理解する共感的な人である必要があります。私の経験を見て支援してくれる人が必要で，そこにあるかもしれない学習の制約も理解している人が必要です。」
｜共感的なスーパーバイザー｜

「通信学習は，学習プロセスを管理し，他人生の課題にも対処できるため，私には魅力的です。それは柔軟なことです。」

「教員が話すことから何が期待されるかについてのアイデアを得ることができますが，私はそれを自分で経験しない限り，主題が何であるかを本当に理解できるとは思いません。誰が教員の意見を正しいと言えるでしょうか？」
|教員中心の学習の限界|

「私の経験は私自身のものなので，とても貴重なものです。私はそれらを経験したので，私自身の経験と関連づけることができます。」
|学習者中心の教育のための選択|

共感教育の成果に対する看護師の認識

　教育課程が共感を提供する方法を学ぶ上で効果的であるかについて，どの程度看護師が認識したかは教育課程後の面接の質問1で調べられた。質問は，次の通りである。

質問1：

　この教育課程によって，教育課程受講前の目標がどの程度適切に達成されたかを説明してください。

　この質問では，5つのテーマと多数の概念が導き出された（表19参照）。

表19　教育成果に関するテーマ

テーマ	言及数	テーマ内の概念数
新しい態度，洞察，技能	126	35
新しい知識	18	8
共感の治療上の利点	19	13
学術の進歩	1	1
教育課程の目的に対する認識	1	1

　最も頻繁に述べられたテーマは35個の概念を生成した。

　最も一般的な概念を表20で確認できる。

表 20　〈新しい態度，洞察，技能〉に関する概念

概念	言及数
感情や経験の意味を探る	15
気をそらしたり，しむけることを避ける	11
方向性を提供する	10
個人的な限界に対する認識	8
言語反応について考える	7
感情を探る	7
実践の振り返り	7

　以下のコメントは，表 20 に概念を説明する例である。

　「今まで聞いたことがないことを聞くことができるようになったと思います。誰かが心配していることを言葉にしたとき，私は不安の背後にあるものを探求し，それをクライエントに伝える必要性を認識することができます。例えば，胸痛に関連する不安があります。」
　｜感情や経験の意味を探る｜

　「私のコミュニケーション能力は向上しました。誰かが泣いているとき，単に「涙を止める」のではありません。泣いている人をただ手で軽くたたいて，後で戻ってくると言ったり，身体的なことに気をそらしたりしません。」
　｜気をそらしたり，しむけることを避ける｜

　「私は間違いなく，クライエントが彼らの問題や懸念に対処するために利用可能な選択肢を検討するのを手助けしようとしています。」
　｜方向性を提供する｜

　「臨床用録音を書き写しているときは，私は自分が意見を述べて，判断を下していたことに気付きました。私はそれを直すために，取り組む必要があります。私は読み続けて練習し続けなければなりません，さもなければ私は直すことができない可能性があります。」
　｜個人的な限界に対する認識｜

　「私は今，クライエントとのコミュニケーションにより深いところがあると感じています。教育課程の前の私はそうしなかったですが，私はクライエントに言うことについてもっと考えるようになりました。」

|言語反応について考える|

「私は今，感情を探求し，明らかにしようとしています。最初の段階では，感情に反応し，それから探求し始めます。教育課程の前，私は感情に（意見を述べて）反応したかもしれませんが，それ以上ではありませんでした。」

|感情を探る|

「この教育課程では，自分の実践を詳しく見ていきます。特に，大手術や新しい学習状況など，人生のストレス要因に直面しているクライエントに対して，臨床的に何をしているのかを振り返ります。」

|実践の振り返り|

新しい知識に関連した教育課程後の面接で質問1によって，2番目のテーマが導き出された。このテーマは，態度や技能ほど頻繁には述べられていないが，18の場面が述べられ，8個の概念を生成した。30％以上の看護師が言及し，共感についての知識に関連する概念は1個だけであった（表21参照）。

表21　新しい知識に関する概念

概念	言及数
共感の操作的定義の習得	8

最も頻繁に述べられた概念は，共感が何を意味するのかを理解することに関連していた。何人かの看護師（n＝8）は，概念がどのように定義されるかについて，より優れた認識を述べた。例えば以下の通りである。

「共感には，クライエントの気持ちにもっと触れることが含まれます。それは，問題に対する看護師の見方ではなく，クライエントの立場に身を置き，彼の満たされていないニーズが何であるかを見ようとすることを意味します。これにより，中断されることは減り，探索する時間が提供されます。」

質問1によって導き出された残りのテーマは，面接を受けた看護師の30％以上が述べた概念がなかった。

付録 8 効果的あるいは非効果的な教育課程の要素

この付録に示した調査結果は，教育課程後に行った面接で質問2に対する看護師の反応から導きだした。質問は次の通りである。

質問2：あなたにとって効果的な学習成果を促進した学習経験について説明してください。

この質問から，1つの主要なテーマと多数の概念が抽出された。主要なテーマと各サブテーマの言及数を表22で確認できる。

表22　学習が促進されたと認識した経験に関するテーマ・サブテーマ

テーマ	サブテーマ	言及数	テーマ・サブテーマに含まれる概念数
教育課程の要素	スーパーバイザーとの関係	73	13
	録音された臨床業務での検討	42	7
	学生中心の焦点	33	10
	自己学習パック	23	12
	ワークショップ	21	5
	通信教育	21	8
	広範な文献検討	17	6
	合計	230	60

一般化されたテーマである教育課程の概念のサブテーマの中で，スーパービジョンは，他のサブテーマよりも頻回に言及されていた（n＝73）。そこでは13個の概念が一般化され，そのうち4個の概念については，30％以上の看護師が言及した。これらは表23で確認できる。

表23 ［スーパーバイザーとの関係］に関連している概念

概念	言及数
オープンで双方向の非防衛的関係	18
臨床業務の方向性	15
実践を内省する励まし	10
フィードバックからの肯定的な強化	7

　以下のコメントは表23の概念を説明する例である。

　「私のスーパーバイザーはとても親切でした。レポートや臨床の記録など，座って話し合うことができました。私はたいてい自分のどこに問題があるのかわかっていたので，とても彼女に言いやすかった。彼女はとても親しみやすく，正直でした。もし何か悪いことがあっても，私たちはそれをオープンに話し合うことができました。」
　｜オープンで双方向の非防衛的関係｜

　「私のスーパーバイザーは私の対応にまつわる臨床的な問題を取り上げました。例えば，クライエントの表現している問題よりも，発言に集中してしまいクライエントの不安を拾わないなどといった問題です。スーパーバイザーは録音記録を使って，私が関係を振り返るのを助けてくれました。」
　｜臨床業務の方向性｜

　「彼女（スーパーバイザー）は，私がミスをしたことに気付き，その経験から学んだことを次の臨床面接に活かすことをすすめ，私が実践に反映できるように励ました。」
　｜実践を内省する励まし｜

　「私のスーパーバイザーは，私が達成したこと，特に臨床業務における効果的な側面に対して，肯定的なフィードバックをくれました。」
　｜フィードバックからの肯定的な強化｜

　サブテーマである臨床データの録音の検討は学習過程の重要な変数としてすべての看護師（n=20）から同定された。このサブテーマは7個の概念が一般化され，そのうち3個の概念について，30％以上の看護師が言及した。これらの概念は表24で確認できる。

表24　[録音された臨床業務での検討]の概念

概念	言及数
自分で聞き取り，書き起こしを見直すことによる臨床能力の自己評価	19
クライエントの反応から自分のコミュニケーションの影響を学ぶ	10
次の臨床面接を通して，新しい（応用された）学習を行う	7

　以下のコメントは表24の概念を説明する例である。

　「面接を録音することで，私は自分自身に耳を傾けるようになりました。書き起こしも役立ちました。毎晩家に帰り，自分が言ったことを聞きました。方向性を提供しすぎているところ，沈黙に困惑しているところ，探索するべきだったところなどを簡単に見つけることができます。最初，クライエントの問題に私自身の解決策を提供しようとしていることが特に明白でした。それは苦痛でしたが，学習体験になりました。」
　|自分で聞き取り，書き起こしを見直すことによる臨床能力の自己評価|

　「あなたが彼らのように表現するつもりもないことを言っていたら，あなたは不愉快に感じたと思います。クライエントが自分を表現できるような機会を得られるような効果的な反応をしたとき，あなたは彼らがオープンになっていることに気付いたでしょう。この方法によって，あなたの言葉がクライエントに与える影響をオープンであるかどうかという観点から学ぶことができました。」
　|クライエントの反応から自分のコミュニケーションの影響を学ぶ|

　「私にとって最も良い経験（その時は最悪だったが）は，録音セッションでした。ひとたび，テープ起こしをし，話したことをきけば，特に同じクライエントと何度か面接をしたときに臨床的に改善し始めました。」
　|次の臨床インタビューを通して，新しい（応用された）学習を行う|

　サブテーマである[学生中心の焦点]は10個の概念が同定され，そのうち2個の概念について，30%以上の看護師が言及した。これらの概念は表25で確認できる。

表25　教育課程内の[学生中心の焦点]に関連した概念

概念	言及数
経験に対する内省	7
実践に関連性のある意味ある学び	7

以下のコメントは表 25 の概念を説明する例である。

「大学に行けば，自分の仕事とは無関係の多くの事を学ぶと思う。この共感教育課程で，私は毎日出会う現実の問題に対処していました。私に責任を負わせるだけでなく，支援してくれて，私は安心できました。」
　|経験に対する内省|

「私の目的はスキルを磨くこと。だから，学習者中心に焦点を当てることは価値のあるものでした。私の目的はクライエントを援助する方法について考えることでもあるので，実際のクライエントとともに活動したことは役立ちました。」
　|実践に関連性のある意味ある学び|

　サブテーマである［ワークショップ］は 5 個の概念が一般化され，そのうち 2 個の概念について，30％以上の看護師が言及した。（表 26 参照）

表 26　［ワークショップ］に関連した概念

概念	言及数
臨床シミュレーションを用いた臨床業務の準備	8
学習課題の共有によるピアサポート	7

　以下のコメントは表 26 の概念を説明する例である。

「シミュレーション演習はしばらくすると非常に自然に感じました。実践で使われるスキルの一部を練習することは，実際のクライエントとの臨床の活動において，不安の軽減につながりました。臨床業務において，クライエントと何をするのかが明らかになる必要があります。」
　|臨床シミュレーションを用いた臨床業務の準備|

「ワークショップの間，同僚の対応はとても協力的でした。「頭を抱えている」のは自分ひとりでないことことを知って，とてもリラックスできました。慰められました。」
　|学習課題の共有によるピアサポート|

　サブテーマである［広範な文献検討］は 6 個の概念が一般化され，そのうち 1 個の概念のみ，30％以上の看護師が言及した。（表 27 参照）

表 27　［広範な文献検討］に関する概念

概念	言及数
出版された文献を読むことにより共感の知識を広げる	10

　以下のコメントは表 27 の概念を説明する例である。

　「私が読んだ多くの文献は素晴らしかった。それらは様々な人々が示す共感を理解することに役立ってくれました。この話題については，様々な考え方や意見の相違があるようです。」

付録 9 臨床環境における看護師の共感行動に対する障壁

　この付録で表示された調査結果は，面接の前後に行う 3 つの質問とケアの状況についての質問紙から導き出されたものである。看護師への面接前に行った 3 つの質問に対する回答を解析した結果，臨床環境における共感に対する障壁の予測をした。その質問は以下の通りであった。

質問 3：あなたの学習を妨げる可能性がある状況を説明してください。
　質問 3 は，2 個のテーマと，それらのテーマに関連する多数の概念が導き出された。各テーマの言及数と各テーマ内の概念の数は，表 28 で確認できる。

表 28　学習への障壁に関するテーマ

テーマ	言及数	テーマに含まれる概念の数
学習への干渉	103	40
学習の障壁への対処	61	36

　〈学習への干渉〉のテーマの内，40 の概念が同定された。1 つだけは対象者の 30% 以上が言及した。（表 29 参照）

表 29　学習への障壁に対する学習者の認識に関連する概念

概念	言及数
臨床業務量	15

　以下のコメントは，表 29 の概念を説明する例である。

　「とても多忙な外科病棟は可能な限り迅速にクライエントに面接する事があります。多数の入院などがあれば，クライエントと座って話ができる時間は限られています。」
　|臨床業務量|

実際の臨床での共感への障壁に関する洞察力は，教育課程後の面接の 3 番目の質問から導き出された。その質問は以下の通りである。

質問 3　あなたの学習を妨げた状況を説明してください。

この質問は，3 つのメインテーマと多くの概念を導き出した。

表 30　学習への障壁に関連するテーマ

テーマ	言及数	テーマ内の概念の数
知識や理論の適応の限界	83	34
学習への限界（障壁）の影響	28	10
学習の限界（障壁）への対処	70	27

〈知識や理論の適応の限界〉のテーマは 34 個の概念を導き出した。表 31 の概念は，30% 以上の看護師が言及した。

表 31　学習への限界に関連する概念

概念	言及数
クライエントによって提示された臨床的問題	9
臨床業務量によりクライエントと話す時間が不十分になる	8

以下のコメントは，表 31 の概念を説明する例である。

「あるクライエントとのインタビューは，とても緊張しました。いつも彼は，とてもおしゃべりだった（録音セッション）。しかし，私は彼の気持ちについて話していると疲れました。彼は，準備が出来ていないようでした。私は，特定の介入をするために間違った時間だったという結論を出しました。彼は，一人を非常に好み，自分の感情を共有したくなかったのです。」

|クライエントによって提示された臨床的問題|

「看護の重要な部分であるにもかかわらず，クライエントと話す時間はほとんどありませんでした。通常のシフトでは熟練した看護師が 1 人しかいませんでした。クライエントはたくさんいますが，それは問題ではありません。病棟の管理，医師の回診，そして担当看護師に期待されていることがありました。」

|臨床業務量によりクライエントと話す時間が不十分になる|

学習への障壁の影響に関するテーマは，10個の概念があった。その中の1個だけ対象者の30％以上が言及した。（表32参照）

表32 〈学習の障壁への影響〉に関する概念

概念	言及数
怒りと苛立ちから生じる緊張	11

以下のコメントは，表32の概念を説明する例である。

「私は怒りを感じました。なぜならば，この臨床業務は個別ケアの目的として非常に重要であると考えられます。しかし，私は誰も気にかけていないと感じました。」

〈学習への障壁に対処する〉というテーマが27個の概念を導き出した。そのうちの2個は30％以上の看護師によって言及された。（表33参照）

表33 〈学習の障壁への対処〉に関する概念

概念	言及数
スーパーバイザーの支援	16
臨床業務における新たな洞察と能力から強化を得る	8

次のコメントは，表33の概念を説明する例である。

「教育課程に対する私の不安は，スーパーバイザーとの関係の中で解決されました。もし，スーパーバイザーが全てのことを指摘したら，私はあきらめていたと思います。彼女は，パートタイムの教育の時間と，フルタイムの仕事のシフトパターンを10日続け，疲れて使い物にならなくなった私を同情し，理解してくれました。」
｜スパーバイザーの支援｜

「私にとって日常的な実践は，意味のある技能を学ぶ為だったので，この教育課程が面白いと思いました。私は，クライエントについて発見したことから話をすることができました。」
｜臨床業務における新たな洞察と能力から強化を得る｜

次に，支援の状況に関する質問紙の各項目によって導き出されたデータを表示する。結果は，評価票のコーディングシステムから作成された表に示される。臨床業務に関連する状況に対する看護師の認識を明らかにするために，選択されたコメントが含まれている。

支援の質問紙の文脈に関する最初の項目は以下の通りである。

1. 面接場所の次のような状況を説明してください。

    a) 面接場所で提供されるプライバシーの程度

    b) 注意散漫の克服

    c) 設備の快適さ

プライバシーの程度に関する対応は表34で確認できる。

表34　面接場所で提供されるプライバシーの程度

臨床環境の説明	言及数
X＝特記なし	－
1＝病棟の談話室	1
2＝面接室	1
3＝クライエントの自宅のプライベートエリア	1
4＝クライエントの個人病室のベッドサイド	7
5＝解放病棟でのクライエントのベッドサイド	3
6＝大部屋でのベッドサイド（6人部屋）	2
7＝空いている病室	1
8＝会社（役所）	1
9＝作業室，例えば処置室・倉庫	1
10＝解放病棟の準プライベートエリア	2
11＝その他	－

看護師（n＝20）　回答者（n＝20）

注意散漫の克服に関連する回答は表35で確認できる。

表35　面接場所の注意散漫の克服に対する看護師の認識

注意散漫	言及数
X＝特記なし	－
1＝気が散ることはない	8
2＝雑音	6
3＝レコーダーの誤作動に関する問題	1
4＝訪問者による妨害	1
5＝医療スタッフによる妨害	3

6＝他の患者による妨害	1
7＝家族による妨害	—
8＝時間の制約	1
9＝電話	1

看護師（n＝20）　回答者（n＝20）

快適さの供給に関する回答は表36で確認できる。

表36　面接場所の設備の快適さ

設備の快適さ	言及数
X＝特記なし	4
1＝快適	9
2＝まずまず快適	3
3＝不快	4
4＝その他	—

看護師（n＝20）　総回答（n＝20）

以下のコメントは，臨床領域で共感を提供するための特定の障壁を示している。

「スクリーンで隠されていましたが，リラックスするのに十分なプライバシーがあるとは感じませんでした。」
　｜プライバシーの欠如｜

「面接中に顔を出した地域の看護師は，小声でもとてもうるさかった。彼女はスクリーンで隠されている理由について話をしていました。彼女は面接の録音記録の私たちの声を完全に消し去ってしまいました。」
　｜面接場所での注意散漫｜

「特筆すべき家具は特に何もなかった。机と椅子だけがありました。オフィスの周りに書類やファイルが散らばっていました。」
　｜不快な面接場所の設備｜

支援の質問紙の文脈に関する2番目の質問は，以下の通りであった。
2．次の点に関して，その時点での病棟・部門の人員配置レベルを説明してください。

a）スキルの組み合わせ（つまり，勤務中のスタッフの種類）

b）a）は臨床（カウンセリング）面接にどのように影響したか。

スキルの組み合わせに関する回答は表 37 で示される。

表 37　スキルの組み合わせについての質問への看護師の応答

スキルの組み合わせ	言及数
X＝該当なし	9
1＝十分である	4
2＝不十分である	7
3＝担当制（登録看護師のみ）	5
4＝担当制（登録看護師だけでない）	4
5＝担当制以外（登録看護師だけでない）	2
6＝（地域訪問）看護師	1
7＝非常勤	2
8＝私的な時間での面接を選択	6
9＝その他	―

看護師（n＝20）　回答数（n＝40）

5 回目の臨床面接でのスキルの組み合わせの影響に関する回答を表 38 で確認できる。

表 38　5 回目の臨床面接におけるスキルの組み合わせの効果

スキルの組み合わせ	言及数
X＝コメントなし	1
1＝影響なし	8
2＝妨害	4
3＝利用可能時間に対する制限	2
4＝面接の延期	1
5＝リラックスした	12
6＝リラックスしなかった	7
7＝勤務時間外に面接が必要	6
8＝その他	―

看護師職（n＝20）　回答数（n＝40）

以下のコメントは，臨床分野におけるスキルの組み合わせに関する問題を説明している。

　「授乳予定の新生児がいないように時間を決め，派遣看護師が新生児を監督し，入院の処理ができるようにしてくれました。彼女は重症患者も担当できたので，何かあったら電話してくれて，私を開放してくれました。面接中に急かされたり，罪悪感を感じることはありませんでした。」

　｜適切なスキルの組み合わせの結果｜

　「私は集中できていませんでした。私は病棟で起こり得ることを考えていたので，ずっとプレッシャーを感じていました。私は望んでいたほどリラックスしていませんでした。」

　｜不適切なスキルの組み合わせの結果｜

　支援の質問紙の文脈に関する 3 番目の質問は，次の通りであった。
3. 以下に関する臨床（カウンセリング）面接時間の長さを説明してください。
　a）予定された面接時間
　b）実際の面接時間
　c）予定された面接時間との差異の理由
　計画された臨床面接（30 分）のずれに関する応答を表 39 で確認できる。

表39　5 回目のカウンセリング面接の予定された長さのずれ

計画された面接時間の長さの変動	言及数
X＝変動なし	3
1＝10 分以上の不足	2
2＝5〜10 分以上の不足	8
3＝5〜10 分の超過	5
4＝10〜20 分の超過	2

看護師（n＝20）　回答数（n＝20）

　5 回目の臨床面接の計画時間がずれた理由に関する回答を表 40 で確認できる。

表40　5 回目のカウンセリング面接の予定時間がずれた理由

ずれたの理由	言及数
X＝特に理由はない	1
1＝面接実施が困難だった	4

2＝性急を避けた	1
3＝クライエントにとって長すぎる	3
4＝看護師の未熟さ	2
5＝中断	4
6＝クライエントが面接を終了することを選択した	2
7＝その他	―

看護師（n＝20）　回答数（n＝20）

　以下のコメントは，予定された臨床面接時間のずれに関する問題を示す。

　「クライエントは時々少し混乱していて，約15分から20分後にさまよい始める傾向がありました。彼女は実際には自分が疲れていると感じ，売店へ行きたいと言いました。」
　｛クライエントにとって長すぎる｝

　「一番難しかったのは，時間通りに終わらせることでした。私のクライエントは何かにつけて長々と話し始めていたので，彼女が話終わるまで待たないといけないと感じ，「次回に，お話ししませんか」と言いました。」
　｛看護師の未熟さ｝

　支援の質問紙の文脈に関する4番目の質問は次の通りである。
4.　臨床（カウンセリング）面接中に達成しようとしていたものについて
　　a）クライエントを理解していますか。
　　b）クライエントを支援していますか。

　クライエントの理解に関連する回答は表41で確認できる。

表41　クライエントの理解に関連した看護師の目的

理解	言及数
1＝クライエントの心配，恐れ，問題を理解する	6
2＝クライエントの考えや感情を探索する	10
3＝クライエントの過去の経験が最近の状況に与える影響を探索する	1
4＝クライエントの疾患や治療に対する認識を理解する	5
5＝クライエントの健康上のニーズを理解する	1
6＝クライエントの信頼を得る	3

7＝クライエントの対処行動を理解する	3
8＝その他	5

看護師（n＝20）　回答数（n＝34）

クライエントを支援することに関する応答は表42で確認できる。

表42　クライエントの支援に関する看護師の目的

支援	言及数
X＝特記なし	3
1＝クライエントが役割・状況に対処できるように支援する	1
2＝クライエントが問題の解決策を見出すのを支援する	6
3＝クライエントの感情の言語化を奨励する	8
4＝クライエントが自分の気持ちを理解するのを支援する	1
5＝クライエントが退院に向けた準備を支援する	1
6＝クライエントが心配事を言葉で表現できるようにする	2
7＝クライエント自身のために支援する	3
8＝クライエント専用の時間を提供することにより支援する	1
9＝その他	1

看護師（n＝20）　回答数（n＝27）

以下のコメントは，臨床面接中の看護師の目的に対する認識を示す。

「彼女の状態が安定してしばらく家に帰ることができたとしても，ホスピスに留まりたいというクライエントの理由を理解したいと思いました。」

｜クライエントの考えや感情を探索する｜

「私はクライエントが直接の指導（私のアドバイス）を提供することなく，彼女の問題を解決するのを支援しようと思いました。」

｜クライエント自身のために支援する｜

支援の質問紙の文脈に関する5番目の質問は，次の通りである。

5. あなたが使用しているカウンセリングのアプローチに潜在的に反応すると考えるクライエントの問題・ニーズは何でしたか？

クライエントの問題に関する回答は表43で確認できる。

表 43　看護師が特定した臨床上の問題

問題	言及数
X＝特記なし	1
1＝孤独感	3
2＝罪悪感	3
3＝無能感	4
4＝悲しみ	2
5＝自尊心の低さ	3
6＝自信の欠如	4
7＝怒り	4
8＝不幸・憂鬱	2
9＝恐怖・不安・パニック	4
10＝苦しみ・憤り	1
11＝疎外感	4
12＝拒絶	4
13＝対処困難	5
14＝強迫観念・行動	2
15＝金銭・家庭の問題	2
16＝その他	－

看護師（n＝20）　回答数（n＝48）

クライエントのニーズに対する看護師の認識は，表 44 で確認できる。

表 44　クライエントのニーズに対する看護師の認識

ニーズ	言及数
X＝特記なし	3
1＝感情を言葉にすることの必要性	6
2＝誰かが聞くことの必要性	5
3＝安心	2
4＝受け入れを理解する	3
5＝問題に対する独自の解決策を見つける必要性	3
6＝自己認識の向上	2

7＝アサーティヴな技能の必要性	3
8＝その他	－

看護師（n＝20）　回答数（n＝27）

以下のコメントは，クライエントの問題やニーズに対する看護師の認識を示す。

「クライエントは，罪悪感や自尊心の低さなど，自分の感情をいくつか私に伝えることができました。彼は，いつも非常に警戒し，「頭が痛い」のような身体的な問題の不満の原因となる感情の存在を否定し続けた。」

　｛クライエントの臨床上の問題｝

「彼が必要とするのは，自分自身で決定を下すことです。彼は，自分が必要とする答えを得るために，自己主張する方法（アサーション）を学ぶ必要があると感じています。」

　｛クライエントのニーズ｝

支援の質問紙の文脈に関する 6 番目の質問は次の通りである。

6. この臨床（カウンセリング）面接の前に，クライエントとどのくらいの頻度で話しましたか。

　a）公式：例えば，以前のカウンセリング面接

　b）非公式：例えば，短い会話

5 回目の臨床面接前の，看護師の事前のカウンセリング経験について，表 45 および表 46 で確認できる。

表 45　クライエントとの事前の公式カウンセリング面接

過去の面接数	言及数
0	6
1	2
2	2
3	1
4	9

看護師（n＝20）　回答数（n＝20）

表 46　クライエントとの事前のカウンセリング時間の合計

合計	言及数
X＝事前のカウンセリングなし	6
1＝30 分未満	2
2＝1 時間未満	0
3＝1 時間以上	2
4＝2 時間*	5
5＝2 時間以上	5

看護師（n＝20）　回答数（n＝20）
＊4 回の面接のためのカウンセリング時間の規定量。

　公式の臨床面接の前に看護師がクライエントと非公式に連絡を取ったものを表 47 で確認できる。

表 47　5 回目の臨床面接前のクライエントとの非公式コンタクトの数

コンタクト数	言及数
0	3
1	2
2	1
3	1
4	1
5	1
数えきれない	10
特記なし	1

看護師（n＝20）　回答数（n＝20）

　クライエントとの情報に基づいた契約の簡潔な性質は，次のコメントで説明されている。

　「面接の前には，クライエントについてあまり考えていませんでした。その頃を考えると，面接の前にクライエントと一緒に過ごした時間はほとんどありませんでした。接触するのは，看護活動を行う間の短い会話が多く，1 日を通しての数少ない会話だけでした。」

　非公式なコンタクトに対する看護師の認識は，表 48 で確認できる。

表48 クライエントとの事前の非公式な経験に関するコメント

コメント	言及数
X＝なし	4
1＝事前のカウンセリングの機会が少ない	2
2＝面接前にクライエントとの会話に時間がかかる	5
3＝説明手順に関する非公式のコンタクト	2
4＝身体的な疾患についての会話	1
5＝通りすがりの簡単な会話	3
6＝クライエントと（非公式の）多くの時間を過ごした	6
7＝クライエントとのより多くの時間を望んでいた	1
8＝その他	0

看護師（n＝20）　回答数（n＝20）

支援の質問紙の文脈に関する7番目の質問は次の通りである。

7. 次の要因について説明してください。

　　a）目標を達成するのに影響した，あなたのカウンセリング能力

　　b）目標を達成するのに影響した，クライエントの行動やあなたへの反応

　　c）目標を達成するのに影響した，あなたの同僚

　　　　① 面接の前（直前），②面接中

面接前の変数に関する回答は表49で確認できる。

表49 面接前の看護師の認識

面接前	言及数
1＝カウンセリング能力の限界	5
2＝未熟さ	4
3＝信頼の欠如	3
4＝緊張する	8
5＝面接前のクライエントとのコンタクトが少ない	3
6＝面接前にクライエントとのコンタクトが多い	1
7＝教育課程を通した信頼の獲得	1
8＝自信に満ちた	1
9＝クライエントの受け入れやすさ	3
10＝スタッフが指示的	4

11＝スタッフが指示的でない	6

看護師（n＝20）　総回答数（n＝39）

臨床面接 5 回目の看護師の能力の認識に関する反応は，表 50 で確認できる。

表 50　看護師の能力の認識とカウンセリング面接における影響

能力	言及数
1＝未熟さ・改善の余地	10
2＝信頼の欠如	3
3＝クライエントに伝わった緊張感	1
4＝クライエントが面接の目的を理解できることの困難さ	1
5＝信頼を高める	4
6＝卓越した技術の改善	6
7＝スーパーバイザーからのフィードバックを今回の面接に適用する	2
8＝いくつかの目的セットを達成できる	9
9＝目標セットなし	1

看護師（n＝20）　総回答数（n＝37）

面接前の変数に対する看護師の認識とそのカウンセリング能力は，次のコメントで説明されている。

「面接の前に，私は 4 時間半遅れて病棟カンファレンスに参加しなければなりませんでした。議論されている患者は，私の担当ではありませんでしたが，私の面接を妨害し，緊張を高めました。私は支援されていないと感じました。」
　｜面接前の変数｜

「カウンセリングの練習をほとんどしていないので，面接の前に緊張していました。クライエントに何か言った後で，私は自分が間違ったことを言ってないかと動揺していることに気付きました。」
　｜能力の認識｜

臨床面接におけるクライエントの行動の影響についての看護師の認識は，表 51 で確認できる。

表51 クライエントの行動に対する看護師の認識およびカウンセリング面接におけるその影響

カウンセリングにおけるクライエントの影響	言及数
1＝クライエントの信頼の欠如	2
2＝クライエントの質問の理解度の欠如	1
3＝クライエントを理解することの困難感	1
4＝看護師との関係においてクライエントが抱える困難感	1
5＝感情の探索に対してクライエントが抱える困難感	4
6＝クライエントの頻繁な話題の変更	1
7＝録音することへのクライエントの障壁	1
8＝会話を続けようとするクライエントの試み	4
9＝関係構築の必要性	1
10＝クライエントと信頼関係を持つこと	5
11＝積極的・協力的なクライエント	9
12＝話す機会に対するクライエントの感謝	5
13＝クライエントの感情の洞察を得る	5

看護師（n＝20）　回答数（n＝40）

臨床面接に対する同僚の影響は表52で確認できる。

表52 カウンセリング面接に対する同僚の影響

スタッフの影響	言及数
X＝影響なし	8
1＝無関心・興味を持たれない	7
2＝少しだけの支援	3
3＝協力的・支援的・興味をもってくれる	2

看護師（n＝20）　回答数（n＝20）

カウンセリング能力に及ぼす同僚の悪影響に対する看護師の認識は，次のコメントで説明されている。

「'上部'から許可が与えられたため，同僚は私のカウンセリングに寛容でした。しかし，彼らはプライバシーの必要性を尊重していませんでした。（例えば，経口薬を配るためにスクリーンの後ろにきて，聞き耳を立てるなど）」

支援の状況に関するアンケートの最後の2つの質問は次の通りである。

8. ここで説明した状況が，以前の全ての面接とどの程度類似していたかを説明してください。

9. 今までの質問以外で，面接の内容や時間に影響を与えた他の要因を説明してください。

質問8への回答では，看護師の50％が面接の状況が以前のすべての面接と非常によく類似していると認識していたことを示した。残りの50％の看護師は，5回目の臨床面接での状況改善，または以前の状況よりも不利な状況を報告している。最後の質問は新しい変数を導き出さなかった。

付録 10 自己管理学習パックの内容

① 共感とはどういう意味か
　a）新しい共感尺度の紹介
② 共感の治療的意義
　a）援助関係が意味すること
　b）クライエントに効果的な対人関係の経験を提供する時期
　c）暖かく，誠実な共感的関係
　d）共感に関する研究エビデンス
③ 援助関係の初期段階における共感
　a）クライエントへの自分自身のオリエンテーション
　b）援助関係の初期段階における言語的戦略
　c）閉ざされた質問と開かれた質問
　d）クライエントが言語化困難である場合の非言語的戦略
④ 援助関係の作業段階における共感
　a）クライエントへの観察と傾聴
　b）感情を探る
　c）自己認識
　d）感情への対応
　e）個人的な意味を探る
　f）感情や考えの正確な反応
　g）感情的な言葉の実践
　h）感情やその意味への反応
　i）一般的な原理原則に則った反応
　j）クライエントのメッセージに焦点を当て，明確化を求める
　k）クライエントに方向性を提供する
⑤ 援助関係の終了段階における共感
　a）終了に関連した問題
　b）援助関係の終了に向けたクライエントの準備
⑥ カウンセリング面接へのロジャーズの概念の応用
　a）ワークショップ活動の紹介
　b）臨床活動の紹介

付録 11　自己管理学習パックの初期活動

活動 1.1

この学習パックでの最初の活動では，あなたの視点で，最近，援助しようとしている人に共感を高レベルまたは低レベルで示した人または同僚について説明してください。

次に，その説明についてスーパーバイザーと話し合い，その仮定を基準にしてください。

用語のリスト

abuse of the elderly　高齢者の虐待

active role　積極的な役割

appreciate　察知する

awareness　認識/気付いていること

and　（引用文献著者）と

behaviour therapist　行動療法セラピスト

behavioural components　行動的要素

components　構成要素

caring　ケアリング

capacity　能力

chapter　章

child abuse　児童虐待

clime　雰囲気

client　クライエント

client-centered psychotherapy　来談者中心療法

client-reports　クライエントレポート

client's feelings　クライエントの感情

client-perceived empathy　クライエントが認知した共感

clients' term　クライエントの言葉

client's view　クライエントの視点

clinical empathy　臨床的共感

clinical nursing　臨床看護

clinical supervise　実習指導

clinical practice　臨地実習/臨床実践

clinical work　臨床での行動

clinician　医師

cognitive-behavioural empathy　認知行動的共感

cognitive-behavioural way　認知行動的な方法

cognitive components　認知的要素

cognition　認知

cognitive　認知

cognitive-behavioural definition　認知行動的定義

cognitive empathy　認知的共感

collaborative process　協調的プロセス

commitment　積極的関与

communicative response　コミュニケーション的反応

communicative empathy　コミュニケーション的共感

concepts　概念

concern　気がかり

consensus　コンセンサス

consumer　利用者

consistency　一貫性

convey　伝える

coping　対処，コーピング

coping styles　コーピングスタイル

course　教育/教育課程

course work　教育課程プログラム

defensivebess　防衛性

distance learning course　通信教育

emotional empathy　情緒的共感

emotive components　感情的要素

empathic ability　共感能力

empathic listening　共感的傾聴

empathic process　共感的プロセス

empathic understanding　共感的な理解

empathic skills　共感スキル

empathised awareness　共感的な認識

empathy　共感

empathy cycle　共感サイクル

empathy training　共感トレーニング

encounter groups　エンカウンター・グループ

et al.　（引用文献著者）ら

experienced emotion　経験的感情

facilitative condition operative　促進条件

family violence　家庭内暴力

formative experiences　形成体験

future design　将来像

genuineness　誠実さ

group self-help approaches　グループの自助的アプローチ

health-care system　ヘルスケアシステム

health professionals　医療専門職者

health professionals care　医療専門職者のケア

helper　援助者

helper's communication　援助者のコミュニケーション

helper's ideological orientation　援助者の政治的指向

helper's intellectual ability　援助者の知的能力

helping disciplines　援助分野

helping process　援助プロセス

helping professionals　援助専門職者

helping relationship　援助関係

helping skills　援助技能

human care　ヒューマンケア

human relations　人間関係

ingredient　構成要素/要素

instinctive quality　直観的な性質

instrument　方法/評価票

interest　関心

interpersonal　対人関係

interpersonal climate　対人関係の雰囲気

interpersonal relations　対人関係

interpersonal skill　対人関係のスキル

interpersonal skill training　対人関係のスキルトレーニング

interpersonal techniques　対人関係の手法

Intensive Care Units　集中治療室

interactional empathy　対人関係的共感

internal altruistic force　内的利他的な力

interview　面接

item　項目

item pool　尺度の項目群

learning process　学習プロセス

listening　傾聴

low-empathy　共感性の低い

main study center　中央学習センター

measures　尺度

moral components　道徳的要素

moral empathy　道徳的共感

multidimensional model of empathy　共感の多次元モデル

need　ニーズ・必要性

non-defensive relationship　非防衛的関係

non-verbal behavior　非言語的行動

nurse　看護職

nurse-client interactions　看護職とクライエントとの相互関係/看護職-クライエント相互関係

nurse-client relationship　看護職-クライエント関係

nurse educator　看護教員

nursing　看護

nursing practice　看護実践

observable skill　観察可能なスキル

openness　開放性/寛容さ

operational definition　操作的定義

outcome　成果/結果

patterns of behavior　行動のパターン

patient　患者

perceive　気付く

perception　認識

perceptual　知覚的

performance　行動

personalised care　個別的ケア

personality dimension　性格的側面

perspective　視点

play therapy　プレイセラピー

post-clinical conference　臨地実習のカンファレンス

primary nursing　プライマリーナーシング

professional helpers　援助専門職者

phase　段階

physician　医師

purposeful activity　意図的な活動

readiness　レディネス

reasoning　推測

reception　受信

registered nurse　登録看護師

relational component　関係性の構成要素

relational empathy　関係性の共感

relationship therapy　関係療法

respect　尊敬

review　検討

safe　安全

scale　スケール/尺度

section　節

sensitive understanding　感受性豊かに理解されている

self-expressive　自己表現

self-disclosures　自己開示

sharing and openness　共有と開放性

skill　スキル/技能

social desirability　社会的望ましさ

supervise　実習指導

supervisor　実習指導者/スーパーバイザー

stages　段階

student　学生/学習者

statement　記述/説明

support　支持/サポート

supportive interpersonal communication　支持的な対人コミュニケーション

teacher-practitioner role　教員-実践者役割

technical competence　技術的能力

therapist　セラピスト

therapeutic relationships　治療的関係

tool　ツール

trust　信頼

trusting relationship　信頼関係

understanding　理解

verbal facility　言葉の手法

warmth　暖かさ

wife battering　妻虐待

withdrawal　ひきこもり

writer　著者

参考文献

Alexander, M (1983) Learning to Nurse: Integrating Theory and Practice. Ph.D. Thesis, University of Edinburgh.

Allcock, N (1992) Teaching the skills of communication through the use of an experiential workshop. Nurse Education Today. V12, pp 287-292.

Altmann, H (1983) Effects of Empathy, Warmth and Genuineness .in the Initial Counselling Interview. Counsellor Education and Supervision. V12, pp 225-228.

Altschul, A (1972) Patient-Nurse Interaction: A Study of Interaction Patterns in Acute Psychiatric Wards. Churchill Livingstone, Edinburgh.

Anderson, H and Gerrard, B (1984) A Comprehensive Interpersonal Skills Programme for Nurses, Journal of Nursing Education. V23 (8), pp 353-355.

Anthony, W (1971) A Methodological Investigation of the Minimally Facilitative Level of Interpersonal Functioning. Journal of Clinical Psychology. V27, pp 156-157.

Ashworth, P (1980) Care of Communicate: An Investigation into Problems of Communication Between Patients and Nurses in Intensive Therapy Unit. RCN, London.

Ashworth, P and Morrison, P (1991) Problems of competence based nurse education. Nurse Education Today. V11, pp 256-260.

Aspey, D (1965) A Study of Three Facilitative Conditions and their Relationship to the Achievetnent of Third Grade Students. Ph.D. Thesis, University of Kentucky.

Aspey, D (1975) Empathy: Lets get the hell on with it. The Counselling Psychologist. V5, pp 10-14.

Aspey, D and Roebuck, F (1975) A discussion of the relationship between selected student behaviour and the teacher's use of interchangeable responses. Human Education. V1 (3), pp 3-10.

Auger, J and Dee, V (1982) A Patient Classification System based on the Behavioural System of Nursing. Journal of Nursimp.g Administration. (April), pp 38-48.

Ausubel, D (1963) The Psychology of Meaningful Verbal Learning. Grune and Stratton, NY.

Bachrach, H; Luborsky, L; Mechanick, P (1974) The Correspondence Between Judgments of Empathy from Brief Samples of Psychotherapy; Supervisors Judgments and Sensitivity Tests. British Journal of Medical Psychology, V47, pp 337-340.

Bachrach, H (1976) Empathy: We Know What We Mean, But What Do We Measure? Archives of General Psychiatry. pp 404-407.

Baillie, L (1995) Empathy in the nurse-patient relationship. Nursing Standard. V9, pp 29-30.

Bandura, A (1977) Social Learning Theory. Prentice Hall, New Jersey.

Barker, P (1994) Locus of control in women with a diagnosis of manic-depressive psychosis. Journal of Psychiatric and Mental Health Nursing. V1, pp 9-14.

Barret-Lennard, G (1981) The empathy cycle: refinement of a nuclear concept. Journal of Counselling Psychology. V28, pp 91 -100.

Bendall, R (1976) Learning for reality. Journal of Advanced Nursing. V41, pp 3-9.

Bennett, J (1995) "Methodological notes on empathy" Further considerations. Advanced Nursing Science. V18, pp 36-50.

Bergin, A; Garfield, S (1971) Handbook of Psychotherapy and Behaviour Change. John Wiley and Sons, NY.

Beutler, L; Heidi, A; Williams, R (1996) Research Applications of Prescriptive Therapy. In Dryden, W (Ed). Research in Counselling and Psychotherapy: Practical applications. Sage Publications, London.

Bishop, V (1994) Clinical supervision for an accountable profession. Nursing Times. V90, pp 35-37.

Bloom, J (1982) Social Support Accommodation to Stress and Adjustment to Breast Cancer. Social Science and Medicine. V16, pp 1329-38.

Boydell, T (1976) Experiential Learning. Manchester Monograph No. 5, University of Manchester.

Bregg, E (1958) How can we help students learn? The American Journal of Nursing. V58 (8) pp 1120-1122.

Briggs, E (1982) Interpersonal Skills: Training for Nurses During Introductory Course. Nurse Education Today. V2, pp 22-24.

Brennan, A (1993) Perceptorship: is it a workable concept? Nursing Standard. V7, pp 34-36.

Brockhaus, J (1971) The Effect of a Training Programme on the Empathic Ability of Psychiatric Aides. Us Department of Health., Education and Welfare (Project No. OFO96).

Brown, G; Harris, T (1978) The Social Origins of Depression. Tavistock, London. Burnard, P (1992 a) Defining experiential learning: nurse tutors' perceptions. Nurse Education Today, V1, pp 29-36.

Burnard, P (1992 b) Student nurses' perceptions of experiential learning. Nurse Education Today. V12, pp 163-173.

Burnard, P; Chapman, C (1990) Nurse Education: The Way Forward. Scutari Press,

London.

Caracena, P; Vicory, J (1969) Correlates of Phenomenological and Judged Empathy. Journal of Counselling Psychology. V16, pp 510-515.

Carkuff, R; Truax, C (1965) Training in Counselling and Psychotherapy: an evaluation of an integrated didactic and experiential approach. Journal of Counselling Psychology. V29, pp 333-336.

Carkuff, R; Truax, C (1967) Towards Effective Counselling and Psychotherapy. Aldine-Atherton, NY.

Carkuff, R; Berenson, B (1967) Beyond Counselling and Therapy. Holt, NY.

Carkuff, R (1976) Helping and Human Relations. Holt, NY.

Carver, E; Hughes, J (1990) The Significance of Empathy. In MacKay, R; Hughes, J and Carver, E (Eds.) Empathy in the Helping Relationship. Springer Publishing Co, NY.

Chambers, M (1990) Psychiatric and mental health nursing: learning in the clinical environment. In Reynolds, W; Cormack, D (Eds.) Psychiatric and Mental Health Nursing Theory and Practice. Chapman and Hall, London.

Chambers, M (1994) Learning Psychiatric Nursing Skills: The Contribution of the Ward Environment. Ph.D. Thesis, University of Ulster.

Chapman, C (1983) The paradox of nursing. Journal of Advanced Nursing. V8, pp 269-272.

Christiansen, C (1977) Measuring Empathy in Occupational Therapy Students. Journal of Occupational Therapy. V31, pp 19-22.

Clinton, M (1985) Training Psychiatric Nurses: Why Theory Into Practice Won't Go. In Altschul, A (Ed) Psychiatric Nursing. Churchill Livingstone, Edinburgh.

Coates, V; Chambers, M (1992) Evaluation of tools to assess clinical competence. Nurse Education Today. V12, pp 122-128.

Coffman, S (1981) Empathy as a relevant instructor variable in the experiential classroom. Group and Organisational Studies. V6, pp 114-120.

Collins, M (1983) Communication in Health Care. Mosby, St Louis, MO.

Cook, L (1993) Cited in Hogg, A (1994) Working with users: Beyond the patients' charter. Health Rights Ltd, Brixton, London.

Costello, J (1989) Learning from each other: peer teaching and learning in student nurse training. Nurse Education Today. V9, pp 203-206.

Cormack, D (1976) A Descriptive Study of the work of The Charge Nurse in Acute Admission Units of Psychiatric Hospitals. M.Phil Thesis, Dundee College of Technology.

Cormack, D (1981) Making Use of Unsolicited Research data. Journal of Advanced Nursing. V6, pp 41-49.

Cormack, D (1983) Psychiatric Nursing Described. Churchill Livingstone, Edinburgh.

Cormack, D (1985) The Myths and Realities of Interpersonal Skills Use in Nursing. In Kagan, C(Ed.) Interpersonal Skills in Nursing: Research and Application. Croom Helm: London.

Cronbach, L; Meehl, F (1955) Construct Validity in Psychological Tests. Psychological Bulletin, V52, pp 281- 302.

Davis, M (1983) The effects of dispositional empathy on emotional reactions and helping: A multidimensional approach. Journal of Personality. V 51, pp 167-184.

Dawson, C (1985) Hypertension, perceived clinician empathy and patient self-disclosure. Research in Nursing and Health. V8 pp 191-198

Denton, S; Baum, M (1982) Can we predict which women will fail to cope with mastectomy? In Margalese, R (Ed) Breast Cancer. Churchill Livingstone, Edinburgh.

Detterman, D; Sternberg, R (1982) How and by How Much can Intelligence be Increased? Norwood, NJ, Ablex.

Dietrich, G (1978) Teaching Psychiatric Nursing in the Classroom. Journal of Advanced Nursing. V3, pp 525-534.

Disiker, R; Michiellute, A (1981) An Analysis of Empathy in Medical Students Before and Following Clinical Experience. Journal of Medical Education. V56, pp 1004 -1010.

Dittes, J (1957) Galvanic skin response as a measure of patients' reaction to therapist permissiveness. Journal of Abnormal Psychology. V18. pp 191-196.

Dowie, S: Park, C (1988) Relating nursing theory to students' life experiences. Nurse Education Today. V8, pp 191-196.

Duff, R; Hollinwood, A (1968) Sickness and Society. Harper Row, NY.

Duncan, M; Biddle, B (1974) The study of 'Teaching. Holt-Reinhart, Winston.

Durheim, R (1993) Student nurses' perception of the clinical midwifery experiences as a learning environment. Cairatonis. V16, pp 1-5.

Egan, G (1986) The Skilled Helper. Brooks-Cole Publishing Co. Monterey, California.

Ellis, F; Watson, C (1985) Learning Through the Patient. Nursing Times. V81, pp 52-54.

Faulkner, A (1985) Organisational Context of Interpersonal Skills in Nursing. In Kagan, C (Ed) Interpersonal Skills in Nursing: Research and Applications. Croom Helm: London.

Feital, B (1968) Feeling Understood as a Variety of Therapist Activities. Ph.D. Thesis,

Teachers' College, Columbia University.

Fielding, R; Llewelyn, S (1987) Communication training in nursing may damage your health and enthusiasm: some warning. Journal of Advanced Nursing. V12, pp 281-290.

Fox, F (1983) Fundamentals of Research in Nursing (4th Ed) Appleton - Century - Crofts, Connecticut.

Friehofer, P; Felton, G (1976) Nursing Behaviours in Bereavement: An Exploratory Study. Nursing Research. V25, pp 332-337.

Gagan, J (1983) Methodological Notes on Empathy. Advances in Nursing Science. pp 65-72.

Gazda, G: Asbury, F; Balzer, F; Childers, W; Walters, R (1984) Human Relations Development: A manual for Educators (3rd Ed). Albyn and Bacon Inc., Boston.

Gazda, G; Childers, W; Walters, R (1977) Interpersonal Communication: a handbook for health professionals. Aspen Publishers: Rockville, MD.

Gazda, G; Walters, R; Childers, W (1975) Human Relations Development: A Manual for Health Sciences. Albyn and Bacon: Boston, MA.

George, T; Larsen, J (1988) The culture of nursing. In Baumgurt, J; Larsen, J (Eds.) Canadian Nursing faces the Future (pp 63-74). C.V. Mosby Co, Toronto.

Gerrard, B (1978) The Construction and Validation of a Behavioural Test for Interpersonal Skills for Health Professionals. Unpublished manuscript. Department of medicine: McMaster University.

Gladstein, G (1977) Empathy and counselling outcome: an empirical and conceptual review. The Counselling Psychologist. V6, pp 70-79.

Gordon, M (1987) Nursing Diagnosis: Process and Allocation: McGraw-Hill: NY.

Gow, K (1982) How Nurses Emotions Affect Patient Care. Springer Publishing co., NY.

Graham, M (1993) Parental sensitivity to infant cues similarities and differences between mothers and fathers. Journal of Paediatric Nursing. V8, pp 376-384.

Grief, E; Hogan, R (1973) The Theory and Measuement of Empathy. Journal of Counselling Psychology. V2, pp 280-284.

Griffin, A (1983) A philosophical analysis of caring in nursing. Journal of Advanced Nursing. V8, pp 289-295.

Guttman, M; Haase, R (1972) Generalisation of microcounselling skills from training period to actual counselling setting. Counsellor Education and Supervision. V12 (2), pp 99-108.

Haggerty, L (1985) A theoretical model for developing students' communication skills. Journal of Nursing Education. V24, pp296 -298.

Haines, J (1987) Aids: New considerations in caring. The Canadian Nurse. V77, pp 11-12.

Hart, J (1960) A Replication of the Halkides Study. Unpublished Manuscript, University of Wisconsin.

Heine, R (1950) A Comparison of Patients' reports on Psychotherapeutic Experience with psychoanalytic, Nondirective and Adlerian Therapists. Doctoral dissertation, University of Chicago.

Hepworth, S (1991) The assessment of student nurses. Nurse Education Today. V11, pp 46-52.

Highland Community Trust: Mental health division (1992) The Patients' Charter, Brochure.

Highland Health Board (1994) A Health Charter for the People of the Highlands. Brochure.

Hills, M; Knowles, D (1983) Nurses levels of empathy and respect in simulated interactions with patients. International Journal of Nursing Studies. V20, pp 83-87.

Hogg, A (1994) Working with Users: Beyond the patients' charter. Health Rights Ltd. Brixton, London.

Howard, J (1975) Humanisation, dehumanisation of health care. In Howard, J; Strauss, A (Eds.) Humanising Health Care. John Wiley, NY.

Howell, (1989) Fundamental statistics for the behavioural sciences (2nd ed.). PWS Kent: Boston.

Hughes, J: Carver, E; MacKay, R (1990) Learning to Use Empathy. In MacKay, R; Hughes, J; Carver, E (Eds.) Empathy in the Helping Relationship. Springer Publishing co., NY.

Hughes, R; Huckills H (1982) Participant Characteristics: Change and Outcome in Preservice Clinical Teachers' Education. Report No. 9020: Research and Development Centre for Teacher Education. University of Texas, Austin.

Hung J; Rosenthal, T (1978) Therapeutic Playback: A Critical review. Advances in Behaviour Research and Therapy. V1, pp 103-135.

Jaffray, L (1995) Patient care: from nurse to patient and back again. Nursing Standard. V9, pp 50-51.

Johnstone, J; Cheek, J; Smither, R (1983) The Structure of empathy. Journal of Personality and Social Psychology: V43, 1299-1312.

Jones, A (1995) The organisational influence on counselling relationships in a general hospital setting. Journal of Psychiatric and Mental Health Nursing. V2, pp 83-89.

Juneck, W; Burra, P; Leshner, P (1979) Teaching Interviewing Skills by Encountering Patients. Journal of Medical Education. V54, pp 402-407.

Kagan, N (1973) Influencing Human Interaction - Eleven years of IPR. Paper presented at the American Educational Research Association. Annual Convention. New Orleans.

Kagan, N (1990) IPR - A Validated Model for the 1990's and Beyond. The Counselling Psychologist. Vol. 18, pp 436-440.

Kalish, B (1971) An Experiment in the Development of Empathy in Nursing Students. Nursing Research. V20, pp 202-21 1.

Kalish, B (1973) What is Empathy? American Journal of Nursing. V73, pp 1548-1552.

Kalkman, M (1967) Psychiatric Nursing. McGraw-Hill, NY.

Keatochvii, D (1967). The differential effects of absolute level and direction of growth in counsellor functioning, upon clients' functioning. Journal of Clinical psychologist. V23, pp 216-217.

Keeton, M et al. (1988) Experiential Learning. Jossey Bass, San Francisco.

Kendall, P; Wilcox, L (1980) Cognitive-Behavioural Treatment for Impulsivity: Concrete VS Conceptual Training in Non Self-controlled Problem Children. Journal of Consulting and Clinical Psychology. V48, pp 80-91.

Kershmer, J; La Monica, E (1976) Effectiveness of Nursing Curricula on Behavioural Empathy. Unpublished research report. University of Massachusetts.

Kickbush, l; Hatch, S (1983) An Orientation of Health Care. In Hatch, S & Kickbush, I (Eds.) Self-help and Health in Europe: New Approaches in Health Care. World Health Organisation, Copenhagen.

Kielser, D; Mathieu, P; Klein, M (1967) Summary of the Issues and Conclusions. In Rogers, C; Kiesler, D; Gendlin, A; Truax, C(Eds.). The Therapeutic Relationship and its Impact: A Study of Psychotherapy with Schizophrenics. Madison, University of Wisconsin Press.

Kirk, W (1979) The Effect of Interpersonal Process Recall Method Training, and Interpersonal Communication Training on the Empathic Behaviour of Psychiatric Nursing Personnel. Doctoral Thesis: University of Kansas.

Knowles, M (1980) The modern practice of adult education. Cited in Jarvis, P; Gibson, S(Eds.) The Teacher Practitioner in Nursing, Midwifery and Health Visiting. Croom Helm, London.

Kolb, D (1984) Learning Style Inventory: Technical Manual. McBer, Boston.

Kreigh, H; Perko, J (1979) Psychiatric and Mental Health Nursing: A Commitment to Care and Concern. Reston Publishing Co., Virginia

Kunst-Wilson, W; Carpenteri, L; Poser, A; Venohr, I; Kushner, K (1981) Empathic Perceptions of Nursing Students: Self-Reported and Actual Ability. Research in Nursing and Health. V4, pp 283-293.

La Fevere, R (1995) Critical Thinking in Nursing: A Practical Approach. W B Saunders, Philadelphia.

La Monica, E (1979) Empathy in nursing practice. Issues in Mental Health Nursing. V2, pp 2 -13.

La Monica, E (1981) Construct Validity of an Empathy Instrument. Research in Nursing and Health. V4, pp 389-400.

La Monica, E (1983) Empathy can be learned. Nurse Educator. pp 19-23.

La Monica, E; Carew, D; Winder, A; Haase, A; Blanchard, K (1976) Empathy Training as the Major Thust of a Staff Development Programme. Nursing Research. V25, pp 447-451.

La Monica, E; Madea, A; Oberst, M (1987) Empathy and nursing care outcomes. Scholarly Inquiry for Nursing Practice. V1, pp 197-213.

Lave, J; Wenger, E (1991) Situated Learning: Legitimate Peripheral Participation. Cambridge University Press, Cambridge.

Law, E (1978) Toward the Teaching and measurement of Empathy for Staff Nurses. Ph.D. Thesis, Brigham Young University, Utah.

Layton, J (1979) The Use of Modelling to Teach Empathy to Nursing Students. Research in Nursing and Health. V2, pp 163-176.

Lazarus, R; Folkman, S (1984) Stress Appraisal and Coping. Springer Publishing Company, New York.

Lewis, J (1974) Practicum in Attention to Affect: A Course for Beginning Psychotherapists. Psychiatry. V37, pp 109-113.

Lyons-Halaris, A (1979) Relationship of Perceived Empathy to Nurses' Non-Verbal Communication. Masters Thesis, University of Illinois.

Macilwaine, H (1990) The Nursing of Female Neurotic Patients in Psychiatric Units of General Hospitals. Ph.D. Thesis, University of Manchester.

MacKay, R; Hughes, J; Carver, E (1990) Empathy in the Helping Relationship. Springer Publishing Co, NY.

MacLeod-Clarke, J (1983) Nurse-Patient Communications: An analysis of conversations from surgical wards. In Wilson-Barnett, J(Ed.) Nursing Research: Ten Studies in Patient Care. Wiley, Chichester.

MacLeod-Clarke, J (1985) The Development of Research in Interpersonal Skills in Nursing. In Kagan. C(Ed.) Interpersonal Skills in Nursing: Research and Applications. Croom Helm, London.

Maguire, P (1985) Psychological Reactions in Breast Cancer and its Treatment. In Bonnadonna, G(Ed.) Breast Cancer, Diagnosis¹ and Management. Wiley Chichester.

Maguire. Van Dam, F (1983) Psychological aspects of breast cancer: Workshop report. European *Journal of Cancer and Clinical Oncology. V19, pp 1735-1740.

Mariju, J (1988) Cited in SPSS/PC and Advanced Statistics (V2.0) SPSS International BU, Chicago.

Marshall, K (1977) Empathy, Genuineness and Regard: Determinant of Successful Therapy With Schizophrenics. Psychotherapy Theory, Research and Practice. V14, pp 57-64.

Marshfield, G (1985) Issues Arising from Teaching Interpersonal Skills in General Nurse Training. In Kagan, C(Ed.) Interpersonal Skills in Nursing: Research and Applications. Croom Helm, London.

Marson, S (1982) Developing Skills in Communication 1: An Interactive Approach. Nurse Education Today. V2, pp 12-14.

Martin, J and Curkhuff, R (1968) Changes in personality and interpersonal functioning of counsellors in training. Journal of Clinical Psychology. V24, pp 104-110.

Mauksh, I (1980) Faculty practice: a professional imperative. Nurse Educator. V5, pp 7-11.

McGinnis, P (1987) Teaching Nurses to Teach. In Davis, B(Ed.) Nursing Education: Research and Developments. Croom Helm: London.

Melia, K (1981) Student Nurses' Construction of Nursing: A Discussion of a Qualitative Method. Nursing Times. V77, pp 697 - 699.

Messick, A (1989) Intergroup relations. Annual review of Psychology. V40, pp 45-81

Miller, W; Hedrick, K; Orlofsky, D (1980) The Helpful Response Questionnaire. Unpublished paper, University of New Mexico, Albuquerque.

Mintz, J; Luborsky (1971) Dimensions of Psychotherapy: A Factor Analytic Study of Ratings of Psychotherapy Sessions. Journal of Consulting Clinical Psychology. V36, pp 106-120.

Mintz, J; Luborsky (1971) Segments versus Whole Sessions: Which is the Better Unit for Psychotherapy Research? Journal of Abnormal Psychology. V78, pp 180-191.

Mitchell, K; Berenson, B (1970) Differential use of Confrontation by High and Low Facilitative Therapists. Journal of Nervous Mental Disorder. V51, pp 303-309.

Morrison, P; Burnard, P (1991) Caring and Communicating: The Interpersonal relationship in Nursing. MacMillan Education, Hampshire.

Morse, J; Anderson, G; Botter, J; Yonge, O; Obrien, B; Solberg, S (1992) Exploring Empathy: A Conceptual Fit for Nursing Practice? Image: Journal of Nursing Scholarship. V24, pp 273-280.

Morse, J; Miles, M; Clarke, D; Doberneck, B (1994) Sensing patient needs: exploring concepts e! nursing insight and receptivity used in nursing assessment. Scholarly Inquiry for Nursing Practice. V 8, pp 233-260.

Murphy, J (1971) The Nub of the Learning Process. American Journal of' Nursing. V7, pp 306-310.

Newall, M (1980) The effect of therapist empathy, normal disclosure, self-disclosure and attraction to the therapist. From Dissertation Abstracts International, No 34128.

NHS (Scotland) Patients' Charter (1992) Frame- Work for Action. The Scottish Office.

Nicol, E; Withington, D (1981) Recorded Patient-Nurse Interaction: An Advance in Psychiatric Nursing. Nursing Times, pp 1351-1352.

Northouse, L (1981) Mastectomy patients and fear of cancer recurrence. Cancer Nursing. V4. pp 213-220.

Novak, J (1991) Clarify with Concept Maps. The Science Teacher. V7, pp 45-49.

Novak, J; Gowan, D (1986) Learning How to Learn. Cambridge University Press, NY.

Nunally, J (1972) Psychometric Theory. McGraw-Hill, NY.

Oppenheim, A (1992) Questionnaire Design. Interviewing and Attitude Measurement. Pinter Publishing Co., London.

Orlando, I (1972) The Discipline and Teaching of Nursing Process. Putman: NY.

O'Toole, A; Welt, S (1994) Interpersonal Theory in Nursing Practice: Selected Works of Hildagard Peplau. Springer Publishing Co, NY.

Patterson, C (1974) Relationship Counselling and Psychotherapy. Harper and Row: NY

Peitchinis, J (1972) Therapeutic effectiveness of counselling by nursing personnel. Nursing Research. V21 (2), pp 138-148.

Peplau, H (1952) Interpersonal Relations in Nursing: A Conceptual Frame of Reference for Psychodynamic Nursing. Putman: NY

Peplau, H (1957) What is experiential teaching? American Journal of Nursing. V57, pp 884-886.

Peplau, H (1984) Therapeutic Nurse-patient Interactions. Paper presented at Hamilton Psychiatric Hospital, Hamilton, Ontario.

Peplau, H (1987) Interpersonal Constructs for Nursing Practice. Nurse Education Today. V7, pp 201-208.

Peplau, H (1988) Substance and Scope of Psychiatric Nursing. Paper presented at the

Third Canadian Conference on Psychiatric Nursing, Montreal.

Peplau, H (1990) Interpersonal relations model: theoretical constructs, principles and general applications. In Reynolds, W; Cormack, D (Eds.) Psychiatric and Mental Health Nursing: Theory and Practice. Chapman and Hall. London.

Peplau, H (1995) Cited in O'Toole, A; welt, S(Eds.) Hidegard, E, Peplau: Selected Works. Macmillan, NY.

Petit, M (1981) Battered Women: A nearly hidden social problem. In Getty, C; Humphreys, W (Eds.) Understanding the Family: Stress and Change in American Life. Appleton-Century-Croft: NY.

Polgar, (It; Thompson, S (1988) Introduction to Research in Health Sciences. Churchill Livingston, Edinburgh.

Polit, D; Hungler, B (1983) Nursing Research: Principles and Methods: Lippincott Co, Philadelphia.

Rappaport, J; Chinsky, J (1972) Accurate Empathy Contusion of a Construct. Psychological Bulletin. V77, pp 400-404.

Raudonis, B (1993) The meaning and impact of empathic relationships in hospice nursing. Cancer Nursing. V16, pp 304-309.

Reid, B (1993) 'But we are doing it already': Exploring a response to the concept of reflective practice in order to improve its facilitation. Nurse Education Today. V15, pp 305-309.

Reynolds, W (1982) Patient-Centred Teaching: A Future Role for the Psychiatric Nurse Teacher? Journal of Advanced Nursing. V7, pp 469 475.

Reynolds, W (1985) Issues Arising from Teaching Interpersonal Skills in Psychiatric Nursing. In Kagan, C(Ed.) Interpersonal Skills in Nursing: Research and Applications. Croom Helm, London.

Reynolds, W (1986) A Study of Empathy in Student Nurses. M.Phil Thesis, Dundee College of Technology.

Reynolds, W (1987) Empathy: We know what we mean, but what do we teach? Nurse Education Today. V7, pp 265-269.

Reynolds, W (1989) Professional Studies Module: The empathy course. Internal Document or the University of Stirling, Highland Campus, Inverness.

Reynolds, W (1990) Teaching psychiatric and mental health nursing: a teaching perspective. In Reynolds, W; Cormack, D (Eds.) Psychiatric and Mental Health Nursing: Theory and Practice. Chapman and Hall, London.

Reynolds, W (1994) The influence of clients' perceptions of the helping relationship in the development of an empathy scale. Journal of Psychiatric and Mental Health

Nursing. V1, pp 23-30.

Reynolds, W; Cormack, D (Eds.) (1990) Psychiatric and Mental Health Nursing: Theory and Practice. Chapman and Hall, London.

Reynolds, W; Presly, A (1988) A study of empathy in student nurses. Nurse Education Today. V8, pp 123-130.

Ritter, S (Ed.) (1994) Manual of Clinical Psychiatric Nursing Principles and Procedures. Chapman and Hall, London.

Rocher, O (1977) The effects of open and closed inquiry modes used by counsellors and physicians in an initial interview on the interviewee perceptions and self disclosures. Dissertation Abstracts International. Abstract No. 7458A-7549A.

Rogers, C (1957) The necessary and sufficient conditions of therapeutic personality change. Journal of Consulting Psychology. V21, pp 95-103.

Rogers, C (1960) Self-Directed Education: Change in Action. Epilogue in Freedom to Learn. Merrill: Columbus, OH.

Rogers, C (1961) On Becoming a Person. Houghton Mifflin Boston, MA.

Rogers, C (1967) The Therapeutic Relationship and Its Impact. University of Wisconsin Press, Madison, Wisconsin.

Rogers, C (1969) Freedom to Learn. Merrill: Columbus, OH.

Rogers, C (1975) Empathic: An unappreciated way of being. The Counselling Psychologist, V5, pp 2-10.

Rogers, C (1977) Carl Rogers on Personal Power. Delacorte, NY.

Rogers, C (1990) A Way of Being. Houghton Mifflin Co: Boston.

Rogers, C; Truax, C (1966) Therapeutic conditions antecedent to change: a theoretical view. In Rogers, C(Ed.) The Therapeutic Relationship and its Impact: A Study of Psychotherapy with Schizophrenics. University of Wisconsin Press.

Rogers, I (1986) The effects of undergraduate nursing education on empathy. Western Journal of Nursing Research. V 8, pp 329-342.

Roper, N; Logan, W and Tierney, A. (1990) The Elements of Nursing: A Model for Nurses Based on a Model of Living. Churchill Livingstone, Edinburgh.

Roy, C (1980) The Roy Adaptation Model. Prentice Hall, London.

Rytledge, D (1982) Nurses' Knowledge of breast reconstruction: a catalyst for earlier treatment of breast cancer? Cancer Nursing. V5, pp 469-474.

Schalk-Thomas, P (1990) Nursing Research: an experiential approach. Mosby, St. Louis.

Schon, D (1987) Educating the Reflective Practitioner. Jossey-Bass, San Francisco.

Schwab, J (1962) The Teaching of Science as Inquiry. In The Teaching of Science.

Cambridge, Massachusetts, Harvard University Press,

Seigal, C (1972) Changes in play therapy behaviours over time, as a function of different levels of therapists offered conditions. Journal of Clinical Psychology. V28, p 235.

Shapiro, T (1969) Empathy, Warmth and Genuineness in Psychotherapy. British Journal of Clinical Psychology. V38, pp 343-373.

Sloane, J (1993) Offences and defences against patients: A psychoanalytic view of the borderline between empathic failure and malpractice. Canadian Journal of Psychiatry. V38, pp 265-273.

Sloane, R; Staples, E (1975) Truax factors, speech characteristics and therapeutic outcome. Journal of Nervous and Mental Disease. V 163, pp 135-140.

Smith, P (1995) Health and the Curriculum: An eliminative evaluation Part 2. Nurse Education Today. V15 (5), pp 317-322.

Smoyak, S (1990) General systems model: principles and general applications. In Reynolds, W; Cormack, D (Eds.) Psychiatric and Mental Health Nursing: Theory and Practice. Chapman and Hall: London.

Squier, R (1990) A Modei of Empathic Understanding and Adherene to Treatment Regimes: In Practitioner-Patient Relationships. Social Science Medicine. V30, pp 325-339.

Stockhausen, L (1994) The Clinical learning Spiral: A model to develop reflective practitioners. Nurse Education. V 15, pp 305-309.

Storch, J (1982) Patients' Rights: Ethical and Legal Issues in Health Care and Nursing. McGraw-Hill Ryerson, Toronto.

Tait, A (1985) Interpersonal Skill Issues from Mastectomy Nursing Contexts. In Kagan, C (Ed.) Interpersonal Skills in Nursing: Research and Applications. Croom Helm, London.

The Association of Community Health Councils for England and Wales (1992) The Patients' Charter. Pamphlet.

Thompson, V; Lakin, M; Johnson, B (1965) Sensitivity Training and Nurse Education. Nursing Research. V14, pp 132-137.

Towell, (1975) Understanding Psychiatric Nursing. RCN London.

Treece, E; Treece, J (1982) Elements of Research in Nursing. CV Mosby Co, St Louis.

Truax, C (1961) A Scale for the Measurement of Accurate Empathy. Wisconsin Psychiatric Institute: Discussion Paper 20. Madison, Wisconsin.

Truax, C (1970) Length of Therapist Response, Accurate Empathy and Patient Improvement. Journal of Clinical Psychology. V26, pp 539 -541

Truax, C; Carkhuff, R (1967) Toward Effective Counselling and Psychotherapy: Training and Practice. Aldine, Chicago.

Truax, C; Mitchell, K (1971) Research on certain therapist interpersonal skills in relation to process and outcome. In Bergin, A', Garfield, S (Eds.) Handbook of psychotherapy: An empirical evaluation. Wiley, NY.

Valenti, C (1986) Working with physically abused women. In Kjervick, D; Martinson, L (Eds.) Women in Health and Illness: Life Experiences and Crisis. (pp 127-133). W.B. Saunders, Philadelphia.

Valle, S (1981) Interpersonal functioning of alcoholism counsellors and treatment outcome. Journal of Studies on Alcohol. V42, pp 783-790.

Waterworth, S (1995) Exploring the value of clinical nursing practice: The practitioners' perspective. Journal of Advanced Nursing. V22, pp 13-17.

Watson, J (1985) Watson's philosophy and theory (l)f human caring in nursing. In Rhiel-Sisca, J (Ed.) Conceptual Models for Nursing Practice (3rd Ed.). Appleton and Lange, Norwalk, CT.

Wheeler, K; Barret, E (1994) Review and Synthesis of Selected Studies on Teaching Empathy: Implications for Nursing Research and Education. Nursing Outlook. V4, pp 230- 236.

Williams, A (1992) Where has al! the empathy gone? Professional Nurse (Nov), p 134.

Williams, C (1979) Empathic communication and its effect on client outcome. Issues in Mental Health Nursing. V2, pp 15-26.

Williams, C (1990) Biopsychosocial elements of empathy: A multidimensional model. Issues in Mental Health Nursing. V11, pp 155-174.

Wilson, H; Kneisl, C (1983) Psychiatric Nursing (2nd Ed.). Addison- Wesley: Menlo Park, CA.

Wilt, H; Evans, C; Muenchen, R; Guegold, G (1995) Teaching with entertainment films: an empathic focus. Journal of Psychosocial Nursing. V33, pp 5 -14.

Wisser, S (1974) Those Darned Principles. Nursing Forum. V13, pp 386-392.

Wong, J (1979) The Inability to Transfer Classroom learning to Clinical Nursing Practice: A learning Problem and its Remedial Care. Journal of Advanced Nursing. V4, pp 161-168.

Woods, N; Catzanaro, M (1988) Nursing Research: Theory and Practice. CV Mosby Co., St Louis.

Zoske, J; Pietrocarlo, D (1983) Dialysis Training Exercises for Improved Staff Awareness. American Association of Nephrology and Technicians Journal. pp 19-39.

あとがき

　この本は，William J. Reynolds（2000）："The Measurement and Development of Empathy in Nursing" の全訳です。著者である Reynolds が行った共感尺度を開発した研究について記されています。翻訳することが決まったのは 2018 年であり，2 年かかって出版に至りました。約 20 年前にイギリスで出版された本を翻訳しようと思った理由は，以下の通りでした。

　現在の医療現場では，患者を取り巻く社会情勢の変化や医療の発展が著しく，患者のケアに関しても複雑でより高度な技術が求められています。そのような現場では，看護職が「患者に共感できない」と感じる場面が増えている現状があります。この現状は，看護職にとって共感ということばの意味が，同感や賛同と混同しているからだと考えられます。看護職が患者に共感できないことは，看護介入を妨げることになります。したがって，私は，看護職に対する共感の教育が改めて必要だと感じていました。そして，教育方法を評価することが可能な共感を評価する尺度が必要だと考え，探していたところ，本書と出会いました。

　共感を評価する尺度は，既に多く存在して，使用されています。しかし，本書で開発された尺度は，臨床例として看護師と患者の会話が示されており，一般的な尺度とは異なっていました。また，本文中では，尺度開発に関する研究の方法や結果だけでなく，具体的な教育方法が示されていました。このようなことから，本書は，看護学生だけでなく，現場で働く看護職，教員，研究者と幅広い看護職に必要とされると考え，共訳者である鈴江，片山両氏と共に翻訳に取り組むことになりました。

　翻訳の手続きについては，本文を鈴江，片山，青木が分担し，3 人で全体を検討しました。付録は，浜松医科大学基礎看護学講座の教員，大学院生，青木が分担して下訳を作成した後，青木が全体の調整を行い，さらに鈴江，片山，青木の 3 人で検討し直しました。

　本書の翻訳，出版に当たり，浜松医科大学基礎看護学講座の方々に
ご協力いただきました。基礎看護学講座の鈴木美奈氏，村松妙子氏，
長嶋英里氏，大学院生の澤木亜紀氏，山本理恵氏，服部洋美氏，鈴木
久美子氏，彦坂宗平氏，粟井美里氏，櫻井智佳子氏に付録の下訳を分
担していただきました。出版に当たっては，株式会社クオリティケア
の鴻森和明氏に大変お世話になりました。心より感謝申し上げます。
　この本が，手に取って読んでくださった方のお役に立てることを
願っております。

著者を代表して
青木好美

共感
看護における共感の測定と開発

**THE MEASUREMENT AND DEVELOPMENT
OF EMPATHY IN NURSING 1st edition
by William J. Reynolds**

定価 3,000 円 + 税

2020 年 9 月 15 日　第 1 版第 1 刷発行©

訳者　　　青木好美・片山はるみ・鈴江　毅

発行　　　株式会社 クオリティケア

代表取締役　鴻森和明

〒 176-0005 東京都練馬区旭丘 1-33-10

電話　03-3953-0413

e-mail：qca0404@nifty.com

URL：http://www.quality-care.jp/

ISBN 978-4-904363-85-0

C3047　¥3000E

印刷　　　株式会社 双文社印刷